生殖・発生の医学と倫理
体外受精の源流からiPS時代へ

京都大学名誉教授・徳島大学元教授
NPO法人生殖再生医学アカデミア・理事長　森　崇英
Takahide Mori

京都大学学術出版会

目　次

はじめに ……………………………………………………………………… 1

第 *1* 章　体外受精の歴史と現在

1　体外受精とは ………………………………………………………… 6
2　体外受精の概略史 …………………………………………………… 8
　　精子説か卵子説か　8
　　実験体外受精学の展開　10
3　ヒト体外受精の研究 ………………………………………………… 11
4　ヒト胚の取り扱いに関する倫理問題 ……………………………… 17
　　アメリカ留学　17
　　留学先での見聞　17
　　ケンブリッジ学派の体外受精研究とキリスト教会の軋轢　18
　　前胚 Pre-embryo　19
5　日本における体外受精 ……………………………………………… 19

第 *2* 章　徳島大学・体外受精プログラムの立ち上げ

1　エドワーズ博士との出会い ………………………………………… 26
2　素朴な自問自答 ……………………………………………………… 27
3　体外受精プログラムの分担課題 …………………………………… 28
4　臨床応用への基本理念
　　　── 厚生省審議官のアドバイス ………………………………… 31
5　理念具体化の方法論 ………………………………………………… 32
　　1）私的諮問方式　32
　　2）診療科レベルでの実施基準方式　33
　　3）学会/研究会レベルでの実施基準方式　33

目 次

   4）施設単位の審査委員会方式　34
   5）国レベルの審査機構　36
 6　手続論具体化の根拠 ………………………………………………… 38
 7　文部省からの示唆 …………………………………………………… 39

第 3 章　医学部倫理委員会の発足

 1　設置までの経緯 ……………………………………………………… 42
 2　文部省への報告 ……………………………………………………… 42
 3　倫理委員会規則の教授会承認と委員会の発足 …………………… 43

第 4 章　体外受精プログラムの審査と判定

 1　委員会審議の方式と経過 …………………………………………… 50
 2　専門委員の意見 ……………………………………………………… 53
 3　倫理委員会判定 ……………………………………………………… 63
 4　判定に盛り込まれた諸原則 ………………………………………… 66
  医療行為との認定　66
  安全確保の原則　67
  生命倫理保持の原則　67
  自発的意思決定の原則　68
  プライバシー擁護の原則　68
  公開の原則　69
 5　体外受精の実施に関する国会での議論 …………………………… 69
  徳島大学における倫理委員会設置に対する評価について　69
  体外受精の実施基準の作成について　70
  その他　71
 6　産婦人科学会の見解作成に対する役割 …………………………… 71

第 5 章　体外受精プログラムの実施と成果

 1　徳島大学プログラム妊娠成功第1例の公表 ……………………… 76

2	出生第1例の公表 ………………………………………………	79
3	体外受精の10年間凍結の提案 …………………………………	83

第6章　無断受精実験事件

1	事件の発端 ………………………………………………………	86
2	NHKの放映とマスコミの反応…………………………………	87
3	受精実験と胚の法的地位に関する国会での議論 ……………	88
	体外受精の臨床実施の倫理面と無断体外受精実験について　88	
4	わたしの言い分	
	── 朝日新聞編集委員の取材に応じて …………………	89
5	顚末 ………………………………………………………………	91
6	実名報道事件 ……………………………………………………	93

第7章　徳島大学体外受精プログラムの果たした役割と意義

1	生命倫理に対して ………………………………………………	96
2	生殖医療・医学研究に対して …………………………………	98
3	「生」の生命倫理に対する認識 ………………………………	100

第8章　生殖医学・医療の倫理審査体制

1	倫理審査体制の混在 ……………………………………………	102
2	パブリック・コメントとアンケート …………………………	104
3	学会レベルの倫理委員会 ………………………………………	106
4	国レベルの倫理委員会 …………………………………………	109
5	倫理委員会の日本型役割分担 …………………………………	111
6	生殖医療・生殖医学研究に対する規制の現状 ………………	112

目 次

第9章　生殖生命倫理の未来像

　1　生殖医学の医学特性と倫理特性 …………………………………… 116
　2　生殖医学の生命観 …………………………………………………… 116
　3　生殖生命倫理の思潮 ………………………………………………… 117
　4　人の生命の始期 ……………………………………………………… 121
　5　生殖の尊厳 …………………………………………………………… 122
　6　生殖生命倫理の人間的原理 ………………………………………… 124

資　料　編

　1　ローマ法王庁報道・共同通信
　2　ワーノック報告—抜粋
　3　ヒポクラテスの誓い
　4　体外受精についてのアンケート調査用紙
　5　体外受精についてのアンケート調査報道
　6　ヒト受精と発生学研究に関する英国医学研究評議会声明
　7　アメリカ生殖医学会・体外受精に関する倫理声明
　8　ヘルシンキ宣言
　9　体外受精で児を得た患者の手記
　10　徳島大学プログラム・出産第1例　報道関係者宛の患者手記
　11　日本生殖再生医学会・理事会内倫理委員会

引用文献　189
参考図書　192
あとがき　195
索　　引　197

図表一覧

【表】

1 体外受精の略年表
2 ヒト体外受精をめぐる国内外の動き
3 東北大学産婦人科教室「体外受精・胚移植に関する憲章」
4 日本産科婦人科学会・第36回学術講演会シンポジウム課題の決定並びに担当希望者公募について―付記事項
5 徳島大学・体外受精プログラムの分担課題
6 イギリス保健省・ヒト受精と胚研究の認可局（HFEA）
7 文部省への報告
8 徳島大学倫理委員会の発足経緯と倫理委員構成
9 徳島大学医学部倫理委員会規則
10 「ヒト体外受精卵子宮内移植法」の倫理審査申請書
11 倫理委員会の審査経過
12 委員会判定の「付帯条件」
13 倫理委員長談話
14 委員会判定の諸原則
15 日本産科婦人科学会・体外受精等に関する委員会
16 日本産科婦人科学会・体外受精等に関する委員会の意見お伺い先
17 日本産科婦人科学会「体外受精・胚移植」に関する見解
18 徳島大学プログラム・妊娠成功第1例の公表
19 徳島大学プログラム・出産第1例の公表
20 日本産科婦人科学会・会告「ヒト精子・卵子・受精卵を用いる研究に関する見解」
21 徳島大学・倫理委員会の役割と意義
22 日本産科婦人科学会・会告一覧

【図】

1 生殖補助医療体系の発展ベクトル
2 ケンブリッジ学派の道のり

図表一覧

3　世界初の体外受精児誕生を伝える新聞報道．「体外受精児初の誕生」『朝日新聞』（1978年7月26日付），「わたしはルイーズよ　体外受精胚」『朝日新聞』（1978年7月27日）．（いずれも所定の手続きを経て引用許諾済）

4　世界初の体外受精児の帝王切開出産直後の写真（ウイーン大学・Feichtinger教授提供）

5　徳島大学方式（私案）

6　徳島大学での倫理委員会発足を伝える新聞報道（徳島新聞　昭和57年12月10日）（所定の手続きを経て引用許諾済み）

7　徳島大学における体外受精の取り組みを伝える新聞報道（読売新聞　昭和58年4月3日）（所定の手続きを経て引用許諾済み）

8　徳島大学プログラム・妊娠成功第1例を伝える新聞報道（徳島新聞　昭和58年8月6日）（所定の手続きを経て引用許諾済）

9　東北大学での体外受精成功を伝える新聞報道（毎日新聞　昭和57年11月16日）（所定の手続きを経て引用許諾済）

10　徳島大学プログラム・出産第1例を伝える新聞報道（徳島新聞　昭和59年3月27日）（所定の手続きを経て引用許諾済）

11　徳島大学での体外受精児出産の成功を伝える「ひと」欄（朝日新聞　昭和59年3月27日）（所定の手続きを経て引用許諾済）

12　徳島大学プログラム・第1児出産時の記者会見を伝える新聞報道（朝日新聞　昭和59年3月27日）（所定の手続きを経て引用許諾済）

13　「わたしの言い分」『朝日新聞』昭和59年4月23日付夕刊，藤田真一編集委員の取材記事（所定の手続きを経て引用許諾済）

14　体外受精児を実名で報道した毎日新聞記事（所定の手続きを経て引用許諾済）

15　体外受精についてのアンケート調査を伝える新聞報道（毎日新聞　昭和58年4月2日）

16　生殖医療の法整備に際しての観点を提言する筆者の投稿記事（読売新聞　論点　平成18年11月27日）

17　生命倫理思想の系譜（秋葉文献を基に著者の考えを加味して整理・作成）

18　「生命科学と人間の会議」の開催を伝える新聞報道（徳島新聞　昭和59年3月19日）（所定の手続きを経て引用許諾済）

19　生殖の尊厳の複合概念

20　生殖の尊厳における人間的原理

はじめに

　昭和56年（1981）の4月，私は京都大学から徳島大学に移籍しました．徳島で過ごしたのは3年間ほどで，長いものではありませんでしたが，そこで私を待っていたのは，人生ではまたとない二つの貴重な体験でした．一つは日本初の医学倫理委員会の発足に関わったこと，いま一つは患者に断りなくヒトの受精実験をしたと，私自身がマスコミから批判された事件で，何れも大きく報道されて世間の耳目を集めました．

　その後私は京都大学に移りましたが，これらの出来事について断片的に語ることはあっても，全体の真相について纏めた記録は書いていません．しかし，今から四半世紀以上前のことゆえ，次第に知る人が少なくなる中で，関係者の一人として真実を次の世代に語り継がなければならないという想いを抱くようになっていました．そんなとき徳島大学・産婦人科の苛原稔教授から講演の依頼が舞い込みました．徳島大学創立60周年記念事業の一つとして「徳島大学における倫理委員会設置および体外受精開始25周年記念講演会」を企画したので，基調講演を頼みたいとのことでした．私は快諾し，平成21年（2009）10月10日，多数の大学関係者や産婦人科教室ゆかりの方の前で約1時間お話ししました．講演を終ると長年の胸の「ツカエ」から幾分か解き放された気分になったのでした．

　しかし，よく考えてみると，徳島での講演の内容も，もう四半世紀過ぎてしまえば，恐らく全く忘れ去られてしまうでしょう．我が国初の医学倫理委員会がどの様な経緯で誕生したのか，その経緯や意義が，歴史の闇の中に消えてしまうかも知れません．私の知るかぎり，正確な記録は現存しないのです．それまで日本にはなかった本格的な倫理委員会がなぜ徳島大学で誕生したのか？　当時，日本では心臓移植における躓きという苦い経験が先例となって，社会が先端医療に対する不信と拒絶反応を示し始め，そうした雰囲

はじめに

気が広がっていました．当時，イギリスですでに体外受精は成功していましたが，そうした革新技術も，このままではスムーズに日本の社会は受け容れないであろうと私は危惧したのです．新しい医療技術の導入や臨床応用に際して，社会が納得する適切な手続きを経るべきであり，その場の一つが医学倫理委員会である，との考えで，時代の閉塞感を破ろうとした努力も，このままでは忘れられてしまうでしょう．

そこで，徳島大学での講演内容を大幅に加筆するとともに，集めた資料類も加え，「体外受精の源流からiPSの時代へ」という副題をつけて次の世代に残そうとしたのが，本書なのです．倫理委員会制度は，その後，アメリカやヨーロッパの生命倫理の考え方が洪水のように流入することによって，我が国の，生殖医療以外のあらゆる医学研究や実践医療にも急速に普及しました．今では日本全国に定着し，審査課題も階層的に拡大し，複雑化しています．そして，その源流が，徳島大学の倫理委員会であり，設置の切掛けとなったのが体外受精プログラムだったのです．発足の経緯をここにできるだけ詳細な記録として残すとともに，その役割や今日的意義について振り返ることが本書執筆の第一の目的です．

体外受精プログラムの発足には，実は，二つの命題が含まれていたのです．一つは，我が国にはそれまで存在しなかった医療に関わる倫理委員会を新しく創設することであり，もう一つは人命の誕生に関わる生命倫理に対する社会規範をどう定めるかということだったのです．前者の命題に対しては結着が付いて更に発展していますが，後者に対しては一応の到達点に達したものの，その後の発生生物学や生殖科学の進歩につれて，生命科学の本質に迫る命題として益々重要性を帯びてきている感がします．生命科学と人間の尊厳との関係については，昭和59年3月，当時の中曽根総理大臣の提案によって世界の先進7カ国の代表からなる賢人会議「生命科学と人間の会議」が開かれましたが，その後生命科学が飛躍的に進歩するかたわら，人間の尊厳はいかにあるべきかについてのグローバルな会議が開かれたという報道を私は知りません．

はじめに

　ヒトゲノムの解読は，クローン技術や幹細胞生物学を含む生命科学的方法論の発展を加速しました．そしてこれを背景に再生医療や移植医療に対する期待感は大きくなる一方です．反面，あまりに急速な進歩に対して，一般社会の中には不安や不信や戸惑いが芽生え始め，反科学主義的思潮に発展しないともかぎりません．確かにいわゆる「科学万能主義」に対しては，今の時代，反省が必要な時期に来ていることは確かでありましょう．しかし，反科学主義は決して問題解決のための得策とは思えません．「ヒトとは何者か」を生命科学の方法論を駆使して見つめ直す時期に来ているような気がします．かつて「ヒトの死」については濃厚な議論が行われましたが，「ヒトの生」についてはかぎられた議論しかされていません．「ヒト」を「人間」たらしめている所以を明らかにするためには，「ヒトの生」を知らなければならず，「生」を科学的に知るには，脳細胞と生殖細胞の根源を探ることから始める必要があると思います．

　生殖医学が，一般の治療医学とは基本的に異なる生命倫理的特性をもった領域の医学であることは，専門家の中でもあまり認識されておりません．それは「ヒトの生」を取り扱うことから来る特性です．それ故，「人間とは何者か」という原理から考えて，生殖医学・医療における生命倫理の近未来像についても最後に触れてみたいと思います．この命題に対する回答は，私自身完成されたものと考えてはいませんが，本書執筆の第二の目的として，あえて提案してみました．ESやiPS細胞から生殖細胞の分化誘導の可能性が現実問題となってきた今日，生殖生命科学と生殖生命倫理の止揚を図ることは，避けて通れない時代の要請となっています．この命題を読者の皆様にも共にお考えいただきたいと願っております．

平成 22 年 8 月　著者

第 1 章

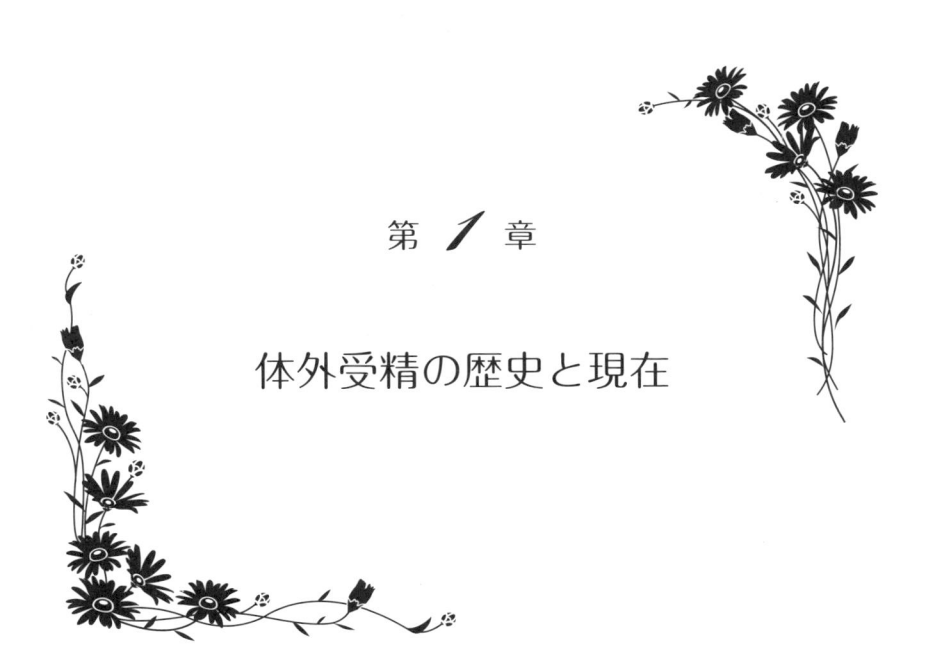

体外受精の歴史と現在

1 体外受精とは

　不妊治療に関心のある方なら，産婦人科医でなくとも，一般社会の人々を含めて，体外受精とはどういう治療法なのかあらましご存知のことと思う．また，沢山出版されている不妊治療の一般向け解説書の中に紹介されているので，この本ではごく簡単に触れるに留める．

　ヒトを含めた哺乳動物では，男と女が性交し，メスとオスが交尾した結果受精が成立する．性交時，膣の中に射精された精子が子宮を経て卵管の中を上昇し，卵管膨大部（卵管が腹腔に開口している部分）で卵子と出会う．卵子は，ヒトでは月に1回（正確には月経周期に1回）数個の卵の中からホルモン調節によって普通は1個だけが選ばれ，月経周期の中間（28日型の標準周期では14日目前後）に卵巣から放出される．これを排卵という．排卵された卵は卵管膨大部で精子と出会う．タイミング良く性交が行われると，精子は卵子と結合して受精が成立する．

　受精卵は分割（核分裂に伴う細胞質の増加を伴わないので分割という）を繰返しながら卵管を下って行き，3日ぐらいをかけて子宮に達する．子宮に達した受精卵はさらに1日ほど留まって胚盤胞という状態にまで発育する．ここまで達した胚は子宮内膜に着床する能力を備えているので，着床すれば妊娠が成立する．

　体外受精・胚移植という治療法は試験管の中で精子と卵子を受精させ，受精卵を子宮の中に戻す（移植）ことによって着床させ，妊娠にもっていくという原理にもとづいている．したがって，この治療法は炎症などで卵管が完全に詰まっているとか，子宮外妊娠（卵管に胚が着床した場合は卵管妊娠）で卵管を手術で取り除いた場合（卵管は左右両側にあるが，一側卵管に子宮外妊娠がおこると他側卵管にも起り易い）に対して用いられる．このように，体外受精はもともと卵管に原因のある不妊症（卵管性不妊）に対して，卵管をバイパスして妊娠を成立させる方法であって，卵管性不妊の治療法として開発された．

　実際には不妊症といっても原因は様々である．一口で言うと妊娠の成立に

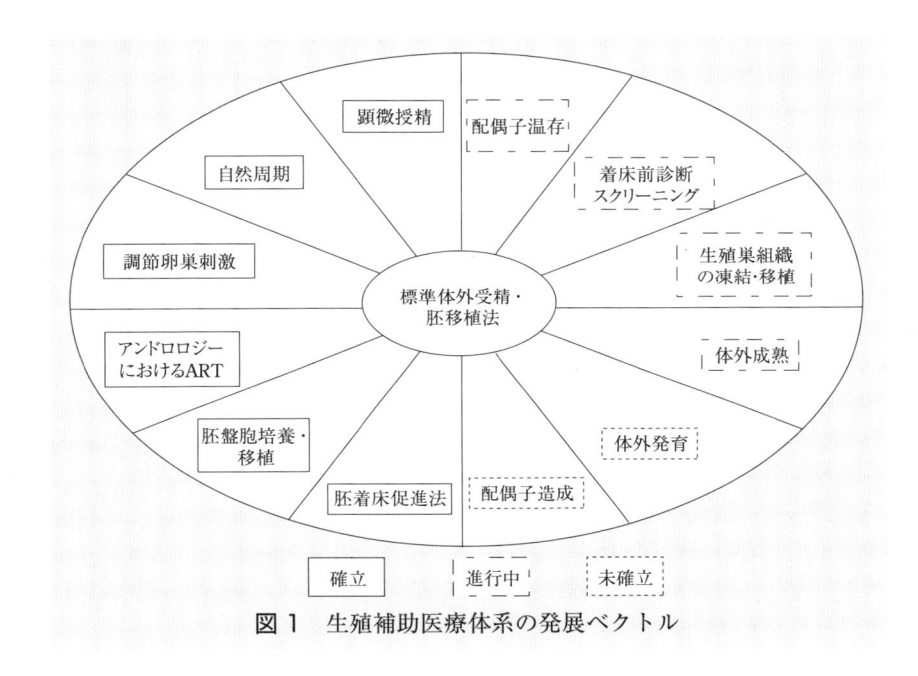

図1 生殖補助医療体系の発展ベクトル

(楕円内: 標準体外受精・胚移植法を中心に、顕微授精、配偶子温存、着床前診断スクリーニング、生殖巣組織の凍結・移植、体外成熟、体外発育、配偶子造成、胚着床促進法、胚盤胞培養・移植、アンドロロジーにおけるART、調節卵巣刺激、自然周期)

(凡例: 確立／進行中／未確立)

必要な女性側，男性側の条件の何れに欠陥があっても不妊症となりうる．不妊夫婦（正常な夫婦生活をしているにもかかわらず1年半経っても妊娠しなければ不妊症と考えて良い）に対し夫側と妻側それぞれの原因を調べる検査をすると，原因が見つかる場合もあれば見つからない場合（原因不明不妊）もある．体外受精・胚移植法は，もともと卵管性不妊に対する治療法として開発されたものであるが，卵管性以外の不妊，たとえば排卵障害，多嚢胞卵巣症候群，子宮筋腫や子宮内膜症，精子の数が少ない乏精子症から原因不明不妊まで，各種の不妊症に対しても有効であることが，その後の研究で分かってきた．

1978年に体外受精による第一児が生れてから2008年までの30年間に，標準の体外受精・胚移植法を中心として，各種の不妊原因に対応した技術改良や新しい薬剤が登場し，より効率的，合理的な方法が派生していった．今では，生殖補助医療 assisted reproductive technology（ART）と総称される

不妊治療体系が出来上がり（図1），不妊治療の最終手段と位置付けられている．

2 体外受精の概略史（表1）

◆精子説か卵子説か（吉田と西川，1992）

　ギリシャ時代から，生命がどのようなメカニズムで発生するかという議論が盛んに行われた．有名な哲学者プラトンの弟子のアリストテレスは，紀元前4世紀に生命の起源について seed and soil（種と畑）説を唱えた．メスとオスが交尾すると，オスの種がメスの体の中に播かれ，土壌となるカタメニア（月経塊）で育てられるという考え方である．恐らく植物の繁殖にヒントを得たのであろうが，精子が変態して胎児や成体になるという意味では精子後成説といえる．この説は17世紀半ば卵子説の出現に至るまでおよそ2000年間，動物発生の中心教条として人々に信奉された．

　中世の暗黒時代には見るべき進歩はなかったが，17世紀に入ると血液循環系の発見で有名なウィリアム・ハーヴェイが1651年に卵子説 ovism を提唱して，精子説 animaculism に真っ向から反論した．彼は動物生命発生論 *De Generatione Animalium* という著書を出版し「すべての命は卵から omni vivum ex ovo」との名言（迷言？）を残した．この本の扉頁にはギリシャ神話の天の神ゼウスが卵を手にし，その中から各種動物の入れ子が飛び出す図柄が描かれている．この説はたちまち多くの支持者を得，この考えに沿った研究者達は卵子学派 ovist school と呼ばれて，既存の精子学派 animaculist school と鋭く対立した．顕微鏡が作られて細胞の観察が可能となってから，種（タネ）の実態が精液中の小動物として1678年レーベンフックによって発見されたのに対し，卵子の実態はなお明らかでなかった．卵子を入れた嚢を卵胞というが，その名付け親のグラーフは著書（1672）の中で卵胞を卵子と誤認していた．卵子の実態は正しくは卵胞の中に実在する比較的大きな細胞であることをフォン・ベアーが見抜いて卵子 ovum と命名したのが，1827

表1 体外受精の略年表

時代	年	人物	内容
生命発生に関する精子起源説の時代（BC4世紀-1651）	BC4世紀	アリストテレス	Seed and soil 説生命発生の精子起源説
	1651	ハーヴェイ	「De Generatione Animalium」の中で卵子説を提唱 omni vivum ex ovo 但し卵子の存在は不明確 血液循環系の発見でも有名
精子学説と卵子学説の対立時代（1651-1875）	1672	グラーフ	著書「De Virorum Organis Generationi」の中で，卵胞と小球体（黄体）を記載したので，成熟卵胞のことをグラーフ卵胞と通称されている．
	1679	レーベンフーク	「Physiological Transactions」誌に精液中の小動物（精子）の存在を報告
	1784	スプランツァニー	カエルの受精現象を観察したが，発生には精子のオーラ aura seminaris が必要と記載したのみで受精現象の発見には至らず
	1827	フォン・ベアー	卵胞中の卵子を発見 ovum と命名
	1875	ハートウイック	ウニで受精現象を発見 受精の定義を明快に記載
体外受精学の基盤確立の時代（1875-1978）	1951	チャン	ウサギで精子受精能獲得現象の発見
	1951	オースチン	ラットで精子受精能獲得現象の発見
	1952	ダン・ジーン	ヒトデで先体反応の発見と命名
	1958	オースチン／ビショップ	モルモット，ハムスターで先体反応を観察・命名
	1963	ヤナギマチ／チャン	ハムスター体外受精のモデル作成
	1965	エドワーズら	ヒト卵胞卵の体外成熟，受精と分割
	1971	マスイ／マーカート	卵成熟分裂促進因子 MPF の発見
	1976	ウエハラ／ヤナギマチ	ハムスターで顕微授精に成功 哺乳動物で初めて

年のことである．この発見は卵子学派にとって有力な証拠となるもので，卵子学派はますます勇気付けられた．

その後も精子学派と卵子学派との激しい論争は続いたが，1875年ハート

体外受精の歴史と現在

ウイックがウニで受精現象を発見して，2世紀に及んだ論争に終止符が打たれた．結果からいえば両派の主張は何れも正しかったし，裏返しでみると何れも間違っていたといえよう．受精現象の発見は，デカルトの唱えた生命の自然発生説に具体的な論拠を提供すると同時に，生殖現象を科学として確立する基盤をもたらした．この意味では受精現象の発見は体外受精学の濫觴と言っても過言ではない．主に精子の側からみた受精現象の生物学については，基礎的な受精の仕組みから生殖介助技術や避妊といった臨床問題まで，高度な学術レベルの内容を専門外の研究者だけでなく一般読者向けの優れた解説書がある（毛利，2004）．

◆**実験体外受精学の展開**

受精現象が発見されてから，動物学者や生殖生物学者達は受精の研究に熱中することとなった．その結果，体外受精動物であるウニやカエルを使って，受精の仕組みが次第に明らかとなってきた．ところが，同じような受精現象が鳥類や哺乳類の体内受精動物でも起っているだろうと想定して，卵胞から取って来た卵子（卵胞卵）と射出精子や精巣上体精子を掛け合わせても，受精は再現できない．体内受精動物と体外受精動物とでは，受精の仕組みの何処が違うのか？　研究者達はそれを追及し始めた．

この違いを調べるには真胎生発生（胎盤を通して栄養を摂取して胎仔が育つ）をする哺乳動物の実験モデルが必要である．そこでマウス，ラット，ウサギ，モルモットなどの実験動物が盛んに用いられた．哺乳動物の受精実験を通じて，受精が起るために必要な精子側の基本条件である精子受精能獲得（米国のチャン博士がウサギで，オーストラリアのオースチン博士がラットで1951年にそれぞれ独立して発見），先体反応は，1952年に日本の団ジーンがヒトデで初めて発見したが，体内受精動物である哺乳類では，1958年にオーストラリアのオースチンによって発見された．

また卵子側条件については，成熟分裂促進因子 maturation-promoting factor（MPF）と成熟分裂停止因子 cytostatic factor（CSF）の発見があった．MPFはカナダ留学中の増井禎夫博士がマーカートとともにカエルで見出し

たものである．さらに増井は，CSF の存在についても第 2 減数分裂中期（M Ⅱ 期）で分裂停止を起す因子として観察していた．実験モデル作成にさらに必要なことは，血清を含まない合成培地の開発である．アルブミンを除く血清タンパク中に未知の物質が多く含まれているので，標準化モデルの作成には培地の構成成分が明白でなければならない．嚆矢となったのは TYH（豊田・横山・星）液であって，ここでも日本人の功績が目立つ（Toyoda et al, 1971）．そしてついに 1963 年，柳町隆造と M. C. チャン両博士[1]によってハムスターの体外受精実験モデルが完成された（Yanagimachi and Chang, 1963）．世界初の体外受精児を誕生させたエドワーズ博士も基本的にこの培養系を用いている（Bavister, 2002）．

受精現象が発見されてから 3 年目の 1878 年（奇しくも体外受精第 1 児の出生 100 年前），オーストリアのシェンク（Schenk, 1880）はウサギ精巣上体精子と卵胞卵子を体外受精させ，分割胚の作成に成功したと報告している．しかし，1951 年の精子受精能獲得現象の発見以前に発表された体内受精動物の体外受精実験は，信憑性が低いと考えられている（Bavister, 2002）．というのも，メス性管内を通過する際の精子表面の微妙な変化が，果たして試験管内で再現できたか否かが，甚だ疑問視されていたからである．

3 ヒト体外受精の研究（表 2）

ヒト体外受精の臨床応用を目指した研究は，受精能獲得現象が明らかになる前から試みられていた．アメリカ・ハーバード大学もヒト生殖生物学研究のメッカであり，産婦人科のメンキンらは 1948 年に卵胞卵と射出精子

---

[1] 柳町博士はアメリカのウースター実験生物学研究所でチャン博士に師事し，哺乳動物で初めてハムスターでの顕微授精に成功するなど，生殖生物学・体外受精学の歴史に残る卓越した業績を挙げた．ハワイ大学教授時代には多数の日本人生殖生物学者の育成に尽力し，1992 年日本国際生物学賞を受賞している．2009 年に Germ cell research と題して，精子学を中心とした生殖科学に関する永年の研究の軌跡を振り返るとともに，現在と将来の学術的興味について語っている（Yanagimachi, 2009）．

表2 ヒト体外受精をめぐる国内外の動き

時期	報告/発生事項	発表誌,場所など
昭和23（1948）年	ヒト卵胞卵の体外受精の試み　メンキン/ロック（ボストン）	Am J Obstet Gynecol
昭和28（1953）年	ヒト卵胞卵の体外成熟，受精と卵割　シェトルズ（ニューヨーク）	Am J Obstet Gynecol
昭和40（1965）年	ヒト卵胞卵の体外成熟，受精と卵割　エドワードら（ケンブリッジ）	Lancet
昭和46（1971）年	ヒト卵胞卵の体外受精　楊文勲/林基之（東邦大学・産婦）	日不妊誌
昭和52（1977）年	ヒト卵胞卵の体外受精　久保春海（東邦大学・産婦）	日不妊誌
昭和53（1978）年7月25日	ケンブリッジ学派（Edwards, Steptoe, Purdy）により初の体外受精児誕生	Lancet
昭和55（1980）年	オーストラリア・メルボルン大学（Lopata/Johnston）で体外受精世界第2例の出生	
	Kurt Semmがドイツ・キールにおいて第1回世界体外受精学会を開催	
昭和56（1981）年	京都大産婦人科（森崇英ら）と畜産学科（丹羽皓二，入谷明）がヒト卵胞卵の体外成熟・受精	J Reprod Fertil
	アメリカ・東ヴァージニア大学（Jones Jrら）で体外受精世界第3例出生	
昭和57（1982）年11月15日	日本受精着床学会創立	慶応義塾大学・北里講堂
12月10日	徳島大学・医学部倫理委員会の設置	徳島大学医学部
	フランス（Frydman/Testart），ドイツ（Ober/Trontnow），オーストリア（Feichtinger）でそれぞれの国の第1例が出生	

昭和58（1983）年4月	ヒト体外受精卵子宮内移植法」に対する徳島大学・倫理委員会判定	徳島大学医学部
10月14日	東北大学・鈴木雅洲グループにより本邦初の体外受精児誕生	日不妊誌
10月	日産婦学会「体外受精・胚移植」に関する見解を公表	日本産科婦人科学会・会告
昭和59（1984）年3月7日	慶應義塾大学・飯塚理八／東京歯科大学・大野虎之進らのグループにより本邦第2例（母体症例にして）出産	慶応義塾大学産婦人科
3月26日	徳島大学・森崇英グループにより本邦第3例出産	徳島大学産婦人科

を用いて受精現象を観察したと報告しているが，単為発生は否定できない（Menkin and Rock, 1948）．さらに，コーネル大学産婦人科准教授のシェトルズらは1953年にヒト卵胞卵を用いた体外受精と胚分割に成功しているものの，やはり単為発生の可能性は否定されない（Shettles, 1953）．その後，ヒト受精実験に対し宗教上の理由から強固な反対意見を持っていた主任教授が，シェトルズが培養していたヒト受精卵を廃棄するという事件が起った．このようないわば「宗教的弾圧」に抗議してシェトルズは大学を去ることとなり，事実上，アメリカにおけるヒト受精研究は中止に追い込まれる羽目になった．

　研究を再開したのはイギリスのケンブリッジ学派であった（図2）．中心となったエドワーズ博士の回顧録によれば，1960年代初頭からヒト受精の基礎研究をスタートし，1965年には卵胞卵の体外成熟（卵胞卵は第Ⅰ減数分裂の卵核胞期という時期で分裂が一時停止しているが，下垂体から放出される黄体化ホルモン（LH）の作用によって減数分裂が再開し，第Ⅱ減数分裂中期で再び停止している）に成功した．その後，卵胞発育を刺激するホルモン（卵胞刺激ホルモン，FSH）と黄体化ホルモン（LH）を事前に投与しておいた患者卵巣から，手術時に得た卵子を体外受精させ初期分割胚（1969），さらに胚盤胞（1971）にまで発育させる技術を開発した．

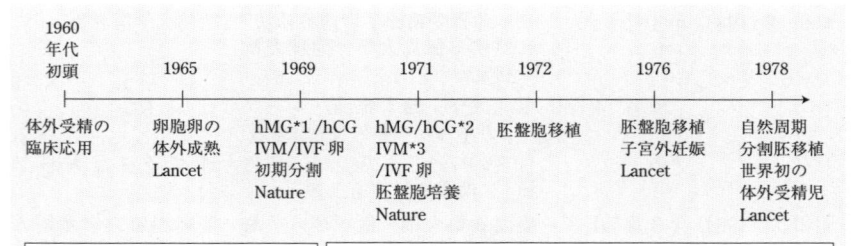

1960年代初頭	1965	1969	1971	1972	1976	1978
体外受精の臨床応用	卵胞卵の体外成熟 Lancet	hMG*1 /hCG IVM/IVF卵 初期分割 Nature	hMG/hCG*2 IVM*3 /IVF卵 胚盤胞培養 Nature	胚盤胞移植	胚盤胞移植 子宮外妊娠 Lancet	自然周期 分割胚移植 世界初の 体外受精児 Lancet

ケンブリッジ学派	ヒト体外受精への棘の道
Robert G Edwards, PhD	ラスカー臨床医学賞授賞に際しネイチャー誌に掲載された回想録
Patrick Steptoe, MD	The bumpy road to human in vitro fertilization
Jean Purdie, Laboratory Technologist	Robert G Edwards: Nature Medicine 7:1091-1094, 2001

*1 hMG: 閉経期婦人尿中ゴナドトロピンで卵胞発育刺激作用を持つ
*2 hCG: ヒト絨毛性ゴナドトロピンで黄体化ホルモン作用を持ち，卵胞破裂と卵細胞成熟を司る
*3 IVM: in vitro maturation 体外成熟法

図2 ケンブリッジ学派による世界初の体外受精児出産に至るまでの道のり

　この技術を不妊治療法として実用化するにはさらに三つの壁があった．一つは卵胞から卵を採取する手技である．採卵の都度，お腹を切開するわけにはいかない．当時，オールダム総合病院の産婦人科に腹腔鏡の名手ステプトー博士がいることを知ったエドワーズは，早速彼に共同研究を持ちかけた．当時の王立産婦人科学会には，英国外のヨーロッパ大陸で開発された手術手技を導入することについては潔よしとしない風潮があった．ステプトーは孤軍奮闘してこの技術に積極的に挑戦し，それに関する手術書も出版していた．今でこそ腹腔鏡は腹部外科や骨盤外科で汎用されているが，当時はまだ揺籃期にあった．ちなみに骨盤腔の腹腔鏡手術の創始者は，ドイツ・キール大学のセム教授と言われており，彼は第2回の世界体外受精会議を1980年にキールで開催している．

　採卵方法は解決したが，次は適切な採卵時期の決定である．ウサギは交尾排卵動物で，交尾後約12時間後に排卵することが知られていた．交尾の代わりに，排卵刺激となるヒト絨毛性性腺刺激ホルモン（hCG，胎盤から分泌されるLH作用をもったホルモン）を注射してもほぼ同時間帯に排卵が起こることが知られていた．この結果にもとづいてエドワーズらは，患者にhCGを

注射して12時間後に腹腔鏡採卵して得た卵を使ったが，見事に失敗の連続であった．ウサギとヒトでは大きな時間差があると考えて，採卵までの時間間隔を段階的に長くすることによって，hCG注射後37時間30分前後に排卵することを遂に突き止めた．そしてhCGを打ってから36時間後の採卵が至適タイミングであるという結論に達したが，この単純な事実を見出すのに2年の歳月を要したと，2001年のラスカー賞受賞に際してネイチャー誌に掲載された自身の回顧録「The bumpy road to human IVF」(Edwards, 2001)の中で，エドワーズは述懐している．

最後に解決すべき問題は，LHサージ（排卵刺激として働くLHの急上昇）を如何にして検出するかである．当時，日本の持田製薬からハイゴナビスという試薬が出されており，これは尿中に排泄される微量のLHを検出できる試験紙である．これを用いてサージ開始をキャッチしたという．これらの難点を解決したうえで，1976年ゴナドトロピン刺激周期[2]で得られた卵子を受精させて子宮内に移植，初めて妊娠に成功したかにみえた．ところが残念なことに子宮外妊娠に終った．ケンブリッジ学派はこれらの失敗にも屈せず，卵巣刺激を一旦中止して自然周期採卵に戻ると同時に，胚盤胞移植から分割胚移植に立ち帰って試行を続けた結果，1978年7月25日，遂に世界初の体外受精児の誕生に成功した（図3，図4）．IVFベビー第1児の出生は，受精現象の発見と共に，生殖科学と生殖医学の長い歴史の中でも，最も画期的な出来事であるといえる．このニュースはたちまち全世界を駆け巡ったが，私自身はやはり来るべきものが来たという比較的冷静な受止め方をしていた記憶がある．

---

[2] ゴナドトロピン（性腺刺激ホルモン）には下垂体前葉から分泌される卵胞刺激ホルモン（FSH）と黄体化ホルモン（LH）のほか，FSH作用の強い閉経期婦人尿中ゴナドトロピン（HMG）とLH作用の強い胎盤絨毛性ゴナドトロピン（hCG）とがある．これらのゴナドトロピンを組合わせて卵胞の発育成熟，排卵を誘導する周期をゴナドトロピン刺激周期という．今日体外受精の採卵に汎用されている．

体外受精の歴史と現在

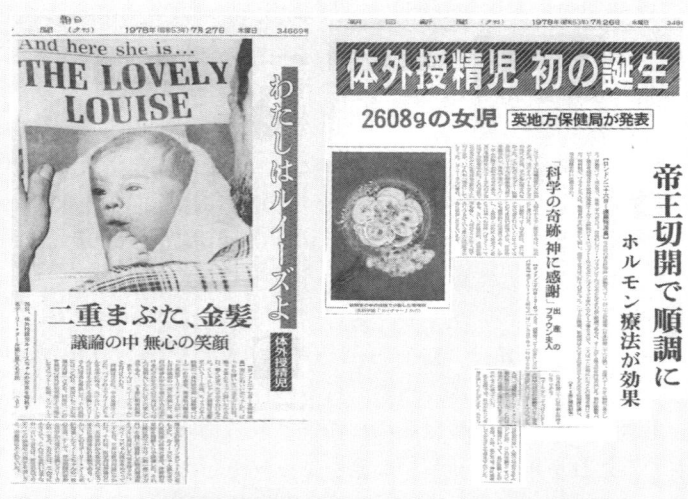

図3 世界初の体外受精児の誕生（向って左）（朝日新聞 1978年7月26日），わたしはルイーズよ 体外受精胚（右）（朝日新聞 1978年7月27日）

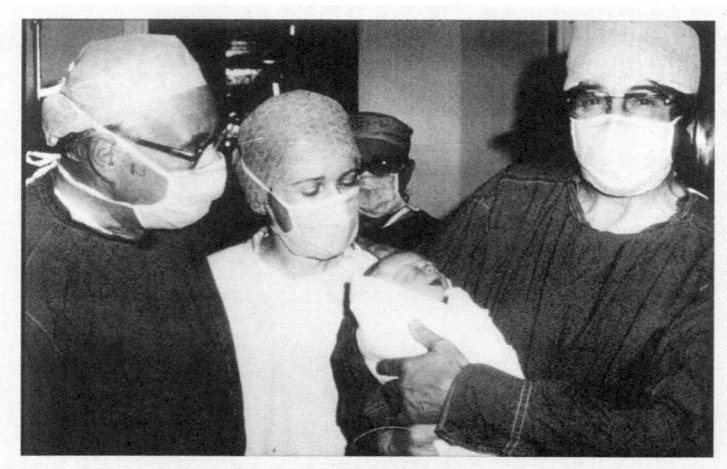

図4 世界初の体外受精児の帝王切開出産直後の写真
July 25, 1978: Patrick Steptoe, Jean Purdie, and Louise Brown.. in the arms of Bob Edwards（ウィーン大学 W Feichtinger 教授提供）

4 ヒト胚の取り扱いに関する倫理問題

◆アメリカ留学

　日本の大学を席巻した学園紛争が終焉に向った1970年5月から約2年間，私はマイアミ大学内分泌研究所で生殖内分泌学の研究に従事した．さらに引続いて1年8ヶ月間，ニューヨークのロックフェラー大学にあるポプレーション・カウンスルで生殖免疫学の研究を行った．私は1961年からの4年間，大学院学生として産婦人科の臨床と，卵巣の核酸というテーマを与えられて研究に従事したが，当時の生殖生物学と生殖科学の主流は生殖内分泌学であった．方法論的には極めて未熟で，性ステロイド・ホルモンの測定はラジオイムノアッセイより以前の化学測定，ゴナドトロピンなどの蛋白ホルモンは生物アッセイの時代であった．こんなわけで，「卵巣機能に関与するgonadotropinの意義並びに無排卵症の病態に関する臨床的基礎的研究」という長いタイトルのもとに書いた3篇の学位請求論文を造るのに，寄り道をしながら7年間もかかったのだが，そのお蔭で，不可思議な生殖現象を理解・説明するために，ホルモンだけでなく免疫にも強い関心を持つようになっていたのである．ことに1960年，クローン選択説のバーネットと共にノーベル賞に輝いたメダワーの後天性免疫寛容の学説が，妊娠や配偶子の免疫と深い関わりがあるのではと疑っていたので，研究面ではホルモンと免疫という二足の草鞋を履くこととなった．私のアメリカ留学が長引いたのには，こんな背景があったのである．

◆留学先での見聞

　その頃，留学先の内分泌や免疫の研究室では，発生学の話題は殆んど出なかった．それでも時折，体外受精に関するケンブリッジ学派の動向が話題の中心となることがあった．マイアミ時代の私のボスは，ボストン郊外にあるウースター実験生物学研究所時代に，プロゲステロンなどの極性の高いステロイド・ホルモンのペーパー・クロマトグラフィーによる分離同定法を開発した人であり，避妊ピルで有名なピンカス（ウサギ体外受精の初の成功者でもある）と同じ研究所に所属していたため，体外受精のヒトへの応用には強い

関心をよせていた．さらにニューヨークに移ってからは，ポプレーション・カウンスル自体が，妊娠機序の解明と避妊法の開発という大きな研究目標を掲げており，避妊ピルや子宮内リングの開発など，人口抑制に関するテーマを持った研究者の集団で生殖生物学研究の世界のメッカの観を呈していた．こんなわけで，私の留学中は，体外受精の臨床応用より，むしろ受精や着床といった生殖生理学の基礎研究の話題が豊富だったのである．

◆ケンブリッジ学派の体外受精研究とキリスト教会の軋轢

一方，ケンブリッジ学派が着々と実績を挙げている体外受精研究に対し，当初からローマ法王庁は人倫に対する挑戦行為と痛烈な反論と批判を浴びせていることも，時折話題になっていた．ローマ・カトリック教会は，人間の生と死は神の領域に属するものであるとし，1968年法王パウロ六世は産児制限禁止の回勅を公表している．試験管内での人工授精を正式に否定したのは，1987年3月に公表されたローマ法王庁の公式文書「生命誕生への尊敬心と出産の尊厳に関する指示書」に拠るものである（**資料1**）．もとより，この指示書の公表に至るはるか以前，体外受精の方法論の開発段階，つまり世界初の体外受精児の出産に至る研究段階から，法王庁は強い否定的見解を表明してきた．しかし，否定の倫理・道徳的根拠は当時必ずしも明確でなく，はっきりとした理由付けがされたのは，人格主義生命倫理学が確立され，「胚」も人格を持った人間と倫理的に同格であるとの解釈論が明確化されてからである（秋葉，2005）．つまり，ローマ教皇の指示書は，初の体外受精児の出産後9年目に公布されたことになる．

ローマカトリックに対して，英国国教会は体外受精について一定の条件下で容認するという柔軟な姿勢であった．英国国教会の上級倫理学者であるゴードン・ダンスタン尊師は，体外受精の科学と医学に関心と理解を持ち，Artifice of Ethics（倫理のペテン）という著書の中で，体外受精の科学的実体と倫理について詳述している由である．このように，同じキリスト教でも，宗派によって体外受精に対する認識，解釈と許容度が異なっているのが現実である．

◆前胚 Pre-embryo

　イギリス保健省は，体外受精に関する諸問題を総括的，一元的に解決するため，ケンブリッジ大学哲学科教授であるワーノック女史を委員長とする「ヒト受精と胚発生に関わる医学・科学・倫理・法律についての考察と勧告」の臨時調査委員会を 1982 年に設置した．そして 1984 年，生殖補助医療と胚発生研究に関する 64 項目の提言を含むワーノック報告を提出した（**資料 2**）．これは体外受精学と生殖補助医療の歴史に残る偉業との評価が高く，体外受精実施国に規制のモデルを提供した．イギリスでは，この報告がもととなって制度の整備が進み，1990 年には「ヒト受精と胚研究に関する法律 Human Fertilization and Embryology Act（HFEA）」が制定され，翌 1991 年「ヒト受精と胚を対象とした治療と研究に関する管理局 Human Fertilization and Embryology Authority（HFEA）」が設置された．

　ワーノック委員会の中に，ロンドン大学の発生学教授であるアン・マックラーレン博士が加わっていた．彼女は発生学的見地から前胚 pre-embryo という概念を提唱している．すなわち，「胚は受精後最初の 2 週間は存在しない」とし，中胚葉性の原始線条 primitive streak の出現を以って「胚」とするべきであるとの論をワーノック報告の中で展開した．そして前胚期の受胎産物 conceptus は研究対象とすることは許されると提案した（The Warnock Committee, 1984; McLaren, 1986）．この考え方は，現在，体外受精実施国の間で，合理的認識として共通に受け容れられている（**31 頁表 6**，**資料 2**）．

5　日本における体外受精

　不妊の専門学会である日本不妊学会（平成 18 年に日本生殖医学会と改称）が創設されたのは 1956 年のことでそう古くはない．歴史的にみると哺乳動物における受精のメカニズムに関する基礎研究が白熱化し始めた頃である．1973 年に第 7 回国際不妊学会が東京と京都で開催されて，世界の情報が盛んに我が国にも流入し始めた．そして 1970 年代には，東邦大学産婦人科の

(故)林基之教授らのグループが、恐らく日本では始めてヒト受精の研究に先鞭をつけた（楊，1963；久保，1977）が，この頃日本全国を襲った大学紛争のため研究活動は全般的に大幅な遅れをとった．他方，人工授精の臨床応用は，それに先駆けて1949年慶応義塾大の（故）飯塚理八教授らが第1児の誕生に成功していた．また京都大学でも，産婦人科の森崇英講師（当時）と畜産学科の丹羽浩二助教授・入谷明教授（当時）との共同研究により，ヒト卵胞卵を用いた体外成熟と体外受精研究で実績を挙げていた（Nishimoto et al, 1982）(**12, 13頁表2**)．

こうした前駆的研究の実績を踏まえ，我が国でも体外受精の臨床応用を導入する機が熟しつつあった．昭和57年（1982）11月，飯塚理八教授（当時）が中心となり，全国の関係者に呼び掛けて，慶応義塾大学北里講堂で日本受精着床学会の設立総会が挙行された．相前後して12月10日，徳島大学医学部では体外受精の臨床応用の審査を契機に倫理委員会が設置されるに至り，産婦人科学講座主任・森崇英を研究責任者とする課題「ヒト体外受精卵子宮内移植法」の臨床応用に関する申請が提出された（**51頁表10**）．また東北大学でも，鈴木雅洲教授のグループが体外受精プログラムを1982年秋頃からスタートしていたという（私信）．ちなみに，正式には同大学産科学婦人科学教室憲章が発表された日付は，昭和58年1月1日となっている（**21, 22頁表3**）．

翌昭和58年4月，徳島大学倫理委員会の判定が公表されるとともに，徳島大学・体外受精プログラムが始動し，5月から臨床応用がスタートした．また，日本産科婦人科学会も同年4月には理事会内に「体外受精等に関する委員会」を設置して本格的に実施基準作成に着手，10月には「体外受精・胚移植」に関する見解を会告として公表した（**表17**）．同学会は当時，学術講演会に「宿題シンポジウム」方式を取っており，第36回学術講演会（鈴木雅洲会長，仙台市）の課題として「卵の側からみた受精と着床をめぐる諸問題（可能なかぎりヒトにおける諸現象をとり扱うことが望ましい）」を決定，シンポジストを公募した．但し書きにある「可能なかぎりヒトにおける諸現象をとり扱うことが望ましい」との文言に対しては，6項目の付記事項が示され

表3 東北大学産婦人科教室「体外受精・胚移植に関する憲章」
(昭和58年1月1日　東北大学医学部産科婦人科学教室・主任教授　鈴木雅洲)

I　体外受精・胚移植の基本理念
1. 体外受精・胚移植は医療行為として行う．
2. 体外受精・胚移植は，不妊症患者の幸福に貢献することを目的として行う．
3. 体外受精・胚移植を行うにあたっては，日本産科婦人科学会で定めた基準を遵守する．
4. 体外受精・胚移植の実施にあたっては，遺伝子に影響を与えると思われる一切の操作を行わない．

II　体外受精・胚移植の実施要綱
1. 体外受精・胚移植に従事する医師は，生殖医学に関する高度の知識・技術の習得に努める．
2. 体外受精・胚移植を行うに際し，各部署を担当する医師は自己の分担業務を正確に行い，協調し，診療成果の向上に努める．
3. 体外受精・胚移植による患者の障害を防止するため，特に認定された医師がこれを実施する．
4. 体外受精・胚移植を実施するに際しては，予め確実かつ十分な臨床検査を行い，適応・条件を正しく定める．
5. 体外受精・胚移植は卵管に原因のある不妊症で，卵管形成術にとっても治癒不可能と思われる場合を適応とする．
6. 体外受精・胚移植は以下の条件が揃った場合に施行する．
   a 合法的に結婚しており，夫婦ともに挙児を希望する
   b 被実施者は精神・身体ともに，妊娠・分娩・育児に耐え得る健康状態にある．
   c 被実施者は，着床および妊娠維持が可能な子宮を有する．
   d 被実施者は，成熟卵の採取が可能な卵巣を有する．
   e 被実施者の配偶者より，妊孕能のある精子を得ることができる．

III　体外受精・胚移植における患者管理
1. 被実施者及びその配偶者に対して，体外受精・胚移植について，充分な理解を得るように説明する．
2. 体外受精・胚移植の実施の決定及び術式の選択については，被実施者及びその配偶者の意志を尊重する．
3. 体外受精・胚移植について被実施者及びその配偶者の了解を得た上で同意書を作成する．
4. 体外受精・胚移植後妊娠に至るまでには，通常，多数周期にわたる長期間の連続施行が必要である．この期間における被実施者とその配偶者の精神的困難の克服を援助するために，可能な限りの努力を行う．

5. 体外受精・胚移植にともなう被実施者，その配偶者の精神的・身体的・社会的な諸問題に対処するために，体外受精・胚移植に精通したカウンセラーを置く．カウンセラーは被実施者の要請に応じて業務を行う．
6. 体外受精・胚移植に従事する医療担当者は，法の定めるところに従い，業務上知り得た被実施者の秘密を漏洩しない．
7. 体外受精・胚移植により妊娠した時には，妊娠・分娩の経過中における障害防止のため，および児の健全な発育のために，長期間にわたる健康管理を行う．

付　本憲章は，昭和58年1月1日より施行する．

表4　日本産科婦人科学会・第36回学術講演会シンポジウム課題の決定並びに担当希望者公募について―付記事項
（昭和57年8月・会告　開催地：仙台市　会長：鈴木雅洲）

課題：卵の側からみた受精と着床をめぐる諸問題
（可能なかぎりヒトにおける諸現象をとり扱うことが望ましい）

ヒトの体外受精（in vitro fertilization）ならびに受精卵の移植（embryo transfer）は，すでに，国際的に不妊治療の一環として応用されていますが，この領域の研究を実施するにあたっては，わが国における倫理的，法的，社会的な基盤を十分に配慮し，さらに有効性と安全性を評価し，以下の付記事項に留意の上で，これを行なうことを希望します．

付　記　事　項

1　臨床応用に際しては，動物実験による quality control ＊ を十分に行い得ること．
2　医師が総ての操作および処理に責任を持てる状況で行うこと．
3　実施に際しては，被実施者に方法と予想される成績について十分に説明し，その同意を得ること．
4　体外受精の段階でとどまったもの（the unborn など）については，その取扱いに十分注意すること．
5　被実施者は，合法的に結婚している夫婦とし，非配偶者間では行わないこと．
6　疑問点については，本学会に照会すること．
　器具，操作，培養手技などについては，マウスなどの動物実験でその安全性を十分に確認すること．

＊器具，操作，培養手技などについては，マウスなどの動物実験でその安全性を十分に確認すること

ているのみであった(**表4**).この付記事項について本格的な見直し作業に入ったのは昭和58年5月で,徳島大学・体外受精プログラムに対する倫理委員会の審査判定がなされた以後のことである.私も前記委員会のメンバーに加わっていたが,短期間ながらも精力的に審査が行われ,同年10月には「体外受精・胚移植」に関する見解を会告として公表するに至った(**表17**).この見解作成の過程では,徳島大学倫理委員会の審査判定(**64頁表12**)と東北大学産婦人科教室憲章(**表3**)並びにシンポジウム付記事項(**表4**)の三つが参考資料として有効に活用された.

 ともかく,昭和57,58,59年の3年間は,我が国の生殖医学が体外受精の臨床応用を目指して一斉に火蓋を切ったことで,生殖医療の歴史上極めて激動した時期であった.この間に,日本受精着床学会の設立,徳島大学倫理委員会の設置と体外受精プログラムの審査,日本産婦人科学会の見解公表に始まり,三つの大学でそれぞれのプログラム第1児が誕生した.これらの激しい流れに,マスコミをはじめ社会全体が大きな関心を持って,体外受精研究の成り行きを注目していた(森,2003a;森,2005).

第 2 章

徳島大学・体外受精
プログラムの立ち上げ

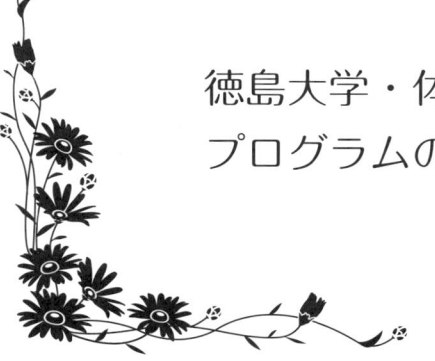

1 エドワーズ博士との出会い

　徳島大学において体外受精プログラムの立ち上げに至った経緯を説明するためには，まず，私とエドワーズ博士との出会いから語った方が良いと思う．1978年に，ある内分泌学の専門誌に発表した私の論文が彼の眼に止まったらしく，彼からある依頼状が舞い込んできた．「ヒト女性の受胎に関する本を書いているのだが，ヒト卵胞の形態と性ステロイド生合成に関し貴方がこの学術雑誌に発表した論文内容の一部を収録掲載したいので，資料を揃えて送ってくれないか」という趣旨である．この種の依頼はよく来るものの，通常別冊を送るだけで済むのであるが，どういう訳か原資料がすべて欲しいという．私は早速要望通り資料を整えて謹呈した．

　当時はヒト卵胞に関する論文が意外に少なく，信頼できる参考文献を検索した中に，偶然，Ruth Fowler（当時エドワーズのPhD学生で後のエドワーズ夫人，1908年にノーベル化学賞を受賞したラザフォードの孫娘）が第1著者となりEdwardsの名前も入った論文を見つけたので，私の論文でもそれを引用していたのである．このように彼との最初の出会いは学会ではなく文献の交流であった．

　その本は1980年，Academic Pressから出版された「Conception in the Human Female」と銘打った1087ページの大作で，一人の学者による単著としてはまさに驚異的であった．私が送った資料は数ページに亘って紹介してくれていた．

　話しが相前後するが1976年の秋，ヨーロッパの学会に出席したときに，エドワーズと個人的に初めて会う機会があった．彼は気さくな人柄で，単純な質問にも納得の行くまで答えてくれた．体外受精研究の進捗状況を聞こうとしたが随分多忙らしく，特別講演を終えると早々に帰国されたので，体外受精研究の進展状況について詳しく聞きだす時間はなかったが，短時間の会話の中にも，体外受精にかけるエドワーズの迫力を感じた．第1児の出産に成功したのが1978年であるから，恐らくは最終局面を迎えていた頃であろう．その後，エドワーズ博士と会ったのは，徳島大学・体外受精プログラムを立ち上げた後の，1982年の秋口だったと記憶している．昭和56年4月に徳島

大学へ転任してきた当時，私は教室の建て直しのため少なくとも2年間は外国出張を取り止め，国内学会への出席も最小限に抑えようと心に決めていた．しかし，1年半位経った頃になるとフラストレーションが鬱積しているのを自覚した．そこで禁を破ってその年の9月の初めイスラエル，デンマーク，イギリス，スウェーデンなどを学会と共同研究の打ち合わせを兼ねて急ぎ足で回った．その際訪問したボーン・ホールで，「胚盤胞移植でもうまく行かなかったので，自然に立ち返って遣り直したことが成功に繋がった」と，自然の摂理の深さを語ってくれた．その後，数時間に亘って助手のパーディーさんが研究室の隅々まで説明しながら案内してくれた．帰るとき，ケンブリッジの駅まで彼の車で送ってくれたのだが，古びた自家用車の床にピーナッツの皮が散乱しているのが妙に印象に残っている．列車に乗る別れ際に，日本での体外受精第1児を誕生させたらどうかと冗談交じりに握手を交わしたことであった．

2 素朴な自問自答

　1976年のヨーロッパの学会から帰国する機内で，私は体外受精を我が国へ導入することの必要性を決断した．それまでの不妊治療の合理性は，卵管の通過障害に対する疎通性の回復術程度であって，治療理論も技術も極めて限られたものでしかなかった．そんな中で，体外受精が治療法として確立すれば，不妊に悩む人々にとって福音となる．帰ってから早速主任教授の西村敏雄先生に上申すると暫く待つようとの指示を受けた．京都大学の講師であった私は，当時厚生省の不妊症に関する班研究に加えていただいていたが，その研究班を組織しておられた二人の教授にもお話し申し上げた．そのお一人慶応義塾大学産婦人科教授の（故）飯塚理八先生には厚生省班研究の折に，もうお一人東北大学産婦人科主任教授の鈴木雅洲先生には，多分，岡山市で開催された日本内分泌学会の懇親会で申し上げたように思う．両教授からは即座に積極的な回答をいただいた．

　しかし，当の私自身，何か払拭しきれないものを感じていた．後述するよ

うに，当時の日本では，いわゆる「和田心臓移植」の記憶が生々しく，先端的な医療技術については必ずしも積極的に受け入れられていなかった．そんな中体外受精の導入はほんとうに必要なのか？　医師の立場から言えば，もちろん不妊に悩む人々の役に立てるべきであるし，医学研究者の立場から言えば，不妊の原因や機序の解明が格段に進むであろうしそれにもとづいたさらに新しい治療法が開発できるかも知れない．そもそも当時の不妊治療は多分に経験的，盲目的な部分が多く，ヒト生殖の科学的知見にもとづいた合理的治療が行われていたとは，とても言えない状況であった．体外受精を導入すれば，治療法の開発に新しい局面が拓かれる可能性があるのではないか．少なくともそれを模索できる可能性は大きい．さらに患者の立場からすれば，何とかわが子が欲しいと切望している人達の幸せに新しい医療技術を還元すべきではないか．そして，社会の立場からすれば，医療技術は公共のそして人類の共有財産という考え方もできる．考えた挙句やはり必要であるとの結論に達した．導入の意味を，自分自身が納得できるまで自問自答したのである．

3　体外受精プログラムの分担課題

　昭和56年4月1日，私は京都大学講師から徳島大学産科婦人科学講座の主任として着任した．当時の徳島大産婦人科は教授不在の期間が長引いて教室員の士気も低下し，学術活動も活発とは思われなかった．私は徳島県の出身であるのでその意味でも新しい職場に愛着を感じていたし，逸早くこの沈滞から脱却して教室に活気を取り戻すことがまずは第一歩と考えた．しかも，教室員は，数こそそれほど多くはないが，個々の方々と話してみると潜在意欲と能力は充分に高いと感じられた．そこで，若干強引と思われても，大きな目標を設けることが教室再建につながるであろうと考えた．

　そこで直ぐ浮んだのが，中断していた体外受精プログラムの再立ち上げである．京大病院で立ち上げの下準備を進め，産科病棟の東隣に体外受精専用

表5 徳島大学・体外受精プログラムの分担課題

1 チームの編成と海外実地研修への派遣：
昭和57年7月，メルボルンのMonash大学Wood教授のもとへ3人の教室員（医局長　松下光彦・助手，野田保人・助手，山野修司・医員）を派遣
2 体外受精ラボの設営：分娩室隣接の物置部屋
3 体外受精ラボ技術者の養成：山田（旧姓　福家）千鶴薬学士（薬学部寺田弘・助教授の紹介）
4 マウス受精研究およびヒト臨床前体外受精研究：
・マウス体外受精の基礎研究：
・京都大学婦人科産科学教室・発生学研究室へ研修派遣
（野田保人，山野修司，長谷部宏，大野義雄，木下恒夫などの教室員）
・臨床前ヒト受精研究：山野修司　医員（昭和57年3月−58年1月）
5 手続論：客観的受容性を如何にして得るかの具体的方法
6 倫理委員会提出資料の収集と書類の作成並びに海外の情報翻訳：野田（旧姓　宮田）康子，米原（旧姓　森）晶子
7 監督官庁への報告と指導：プログラム責任者，医学部事務部長など
8 マスコミ対策：松下光彦，櫛木範夫，鎌田正晴　各歴代医局長

のラボスペースを確保し，必要な予算措置も主任教授の理解を得て事務当局と交渉して確保できていた．すでにこのような経験を積んでいたので，頭の中では凡その具体的イメージが出来上がっていた．徳島大学へ着任して2ヶ月位経過した時点で，「体外受精・胚移植プログラム」を教室の新しい研究の柱とすることを決めた．教室には，当時，病理，生化学，免疫，周産期（超音波），内分泌などの班があったが，それぞれの研究活動を引き続き発展させるために既存の研究室構成はそのままとした．

このときの分担課題の内訳は，表5に示してある．まずラボチームの編成と海外実地研修への派遣である．英国での第1児出生のあと2年後の1980年に世界第2番目の体外受精児出生に成功したメルボルンのモナッシュ大学が，ロパタ博士とトラウンソン博士を中心として研修プログラムを組んでいたので，松下光彦助手（医局長）他2名を派遣した．ロパタ博士とは知己の間柄であり，京大時代にメルボルンでの学会があった機会を利用してラボを見学させて貰ったこともある．その際，彼は私が日本からの最初の見学者だ

と言っていた．それを思い出し，絶好の機会と参加して貰ったわけである．さらに，京大産婦人科在籍中に，農学部畜産学科の入谷教授・丹羽助教授と共同でヒト卵胞卵の体外成熟と体外受精にすでに成功していたので，数名の医員と研究生にマウス体外受精実験系の手技の修得に行って貰った．そして，山野修司医員にはマウス研修を踏まえて「ヒト体外受精卵子宮内移植法の基礎的研究」というテーマで研究して貰うこととした．

次はラボの設営であるが，これには場所の確保が難しかった．産婦人科所属のスペースを検分した結果，分娩室隣の汚物処理室があり，そこを体外受精ラボとして転用することとした．それから倫理委員会用の資料の作成や収集などにもかなりの時間と労力を要した．私にとって有益な情報原となったのはワーノック報告（資料2）やメルボルン情報であった．先述したように，ワーノック報告は1982年,英国保健省がケンブリッジ大学哲学科教授のワーノック女史を長とする「ヒト受精並びに胚発生に関する研究と臨床応用」についての指針作成を目的として設置した委員会である（表6）．京大在籍中，ヨーロッパでの学会出席の折にBritish Medical Councilを訪問した際，担当官に直接面談して体外受精に関するイギリス政府の方針を質したとき，ワーノック委員会から体外受精の臨床応用と研究に関するレポートが出る予定と聞かされていた．そこで，公表されれば直ぐ郵送して欲しい旨の依頼をしておいた．1984年にワーノック報告が提出されると，入手した資料を早速翻訳した．メルボルン情報の翻訳の際も同様だが，この作業は，英語に堪能な女性（米原「旧姓　森」晶子さん）にお願いした．そして，厚生省筋からも別ルートを介して情報の提供を受けた．また，ラボ実験補助員として卵，精子や胚を取り扱う専任の技師の養成も必要であった．徳島大学薬学部に京大時代の友人であった寺田弘先生が助教授として来られたのを聞きつけ，有能な女性薬学士（山田「旧姓　福家」千鶴さん）を推薦頂いて確保できた．そして，キーになる広報担当には3代に亙る松下，櫛木，鎌田各医局長にその任に当たって頂いた．これらのタスクフォースの皆さんの懸命な努力なしには，体外受精プログラムの立ち上げは成功しなかっただろう．

表6 イギリス保健省・ヒト受精と胚研究の認可局（HFEA）

イギリス保健省・HFEA（Human Fertilization and Embryology Authority）

ワーノック委員会報告：1984
イギリス保健省がヒト受精と胚発生にかかわる医学，科学，倫理，法律についての考察と勧告のため，ケンブリッジ大学哲学教授・Warnock女史を委員長とする臨時調査委員会を1982年に設置→1984年，生殖補助医療と胚発生学研究に関して計64項目の提言

↓

自発的認可局 Voluntary Licensing Authority（VLA）：1985
医学評議会（Medical Research Council）とイギリス産婦人科学会（Royal College of Obstetricians and Gynaecologists）が共同設立母体

↓

暫定的認可局 Interim Licensing Authority（ILA）：1989
HFEA法の成立を控え，VLAを拡充した組織として再編

↓

ヒト受精と胚研究に関する法律 Human Fertilization and Embryology Act（HFEA）：1990
ワーノック勧告に基づき，一般のヒヤリングを経て成立した法律

↓

ヒト受精と胚を対象とした治療と研究に関する管理局 Human Fertilization and Embryology Authority（HFEA）：1991
HFEA法により設置された生殖医療と生殖医学・科学研究を統括する機関

4 臨床応用への基本理念 ── 厚生省審議官のアドバイス

　課題のうち，最も重視しかつ重荷になったのは手続論であった．臨床応用への手続論を考えるに当っては，まず基本となる理念を持たなければならない．というのは，日本では和田心臓移植という苦い経験があり，もし体外受精の第1例で躓くと臨床応用が20年先送りになると考えたからである．たとえ完成されたものであっても，新らしい医療技術を適用するときには，患者と医師の信頼関係にもとづく暗黙の了解事項として行われるのが社会通念である．古代ギリシャの医聖ヒポクラテスが，自分の良心に恥じない医術を施すことを太陽神アポロをはじめとする神々に誓った，いわば主観主義の医の倫理がこれまでは真当な考え方であった（**資料3**）．

しかし和田心臓移植が社会の厳しい批判に曝されたことは,「医師個人の〈良心〉や〈良識〉」だけではもはや通用しない時代になったことを意味している．考える程に危機意識がつのってきた．そこで，大学時代の級友で当時厚生省の審議官をしていた寺松尚君に報告を兼ねて相談に行った．私の長々とした説明をじっと聞いてくれていた彼は二つのことをアドバイスしてくれた．曰く「森君，君が成功するという自信があるなら患者のためにやりなさいよ．厚生省は応援しますよ．ただし，失敗すれば１億円の賠償は覚悟しておけよ」と，「倫理委員会のメンバーに女性の有識者を是非入れて置くことが賢明だよ」と．

当時，厚生省管轄下にあった熊本県の水俣病事件で，被害者団体と国側責任者として交渉に当っていた彼にしてみれば，もし何か異常事態が発生した場合には，腹を切るだけでは済まないよと言いたかったに違いない．彼のアドバイスを聞いた私は，決行するからには完璧なフェイル・セーフ・システムを作っておかねばならないと受止め，級友の真摯なアドバイスに深い友情を感じた．級友との会話を通して，新しい医療技術の臨床応用には，患者と医師以外に，第３者を加えた社会的合意を得ることが手続論の基本理念であるべしとの考えに至った．

5 理念具体化の方法論

では具体的にどのような方法論あるいは体制で臨むのか．私は幾つかの段階に分けて実行可能な方式を模索していた．

1) 私的諮問方式

有識者の意見を求めて実施条件を作成する方式である．この場合，有識者の構成が問題で，得てして実施責任者の意向を反映した実施条件になり易い．この私的諮問方式は従来の主観主義方式に最も近く，担当の責任医師あるいはグループの長の良心と責任において実施する方式である．いくら崇高な動機にもとづくものであっても，客観性や中立性に欠けるという評価を下され

理念具体化の方法論

ても仕方あるまい.

2) 診療科レベルでの実施基準方式
東北大学産科婦人科学教室では教室憲章を策定し（昭和58年1月1日付）(21, 22頁表3) これに則って臨床応用をスタートしている. この憲章は基本理念, 実施要綱, 患者管理の3部から構成されており, 充実したものであった. ただこの診療科レベル方式にしても, 最も効率良く審査を進めることはできるが, 実施責任者の意向に沿った判断や基準が作られ易い. 反面, 中世のギルド組織にみられたような職能集団としての自覚と誇りが, 倫理性を保つ原動力として働くことは期待できる. しかし, 肝心なポイントとなる「社会的合意」を如何にして形成したか, その過程が不明確になり易くなるのは否めない.

3) 学会／研究会レベルでの実施基準方式
新しく学会／研究会を立ち上げ, そこで実施基準を定める方式である. 私自身は腹案として京都大学の西村敏雄先生にお願いして新しい研究会／学会の設立構想も考えていたが, 残念ながら先生は急逝された.

慶応義塾大学の飯塚先生が昭和57年11月に立ち上げられた日本受精着床学会は, 体外受精の技術を研修することを目的とする学会であって, 倫理問題は一切対象としないという性格付けを明言されていた. しかし, 同学会の設立総会では上智大学教授でカトリック神父の講演が設定されていたので, 飯塚先生は倫理問題についても臨床応用に踏み切る前に決着をつける心算ではなかっただろうか. そして新しく設立する受精着床学会は, 不妊症の専門学会である不妊学会（現在の生殖医学会）とは独立した学会とするが, 目的が達成された段階で不妊学会と合同することも視野に入れるという方針であった. 余談になるが, かつて受精着床学会と生殖医学会との合同問題も検討されたことがあったが, 受精着床学会が体外受精の専門学会との性格付けが定着し, 専門のラボ技術者も巻き込んでむしろ規模が拡大しながら発展しているので, 合同問題は消滅し今日に及んでいる.

産婦人科学会について言えば, 体外受精の臨床応用に対する指導層の非公

式見解は，ヒト受精のメカニズムの基礎研究が先行すべき課題で，臨床応用は時期尚早との考えであった．現に私にも，慎重にやるようにとの電話でのアドバイスを数名の教授の方々からいただいた．

このように，学会／研究会レベル方式では，職能集団としての良識には期待できるものの，当該学会の代表者や理事会の意向が恐らく決定力学として働く可能性が高い．しかし，社会的コンセンサスを得る手段として申請課題について専門の有識者の意見を聴取するという意味で，学会レベルでの基準を策定することは効果的である．徳島大学倫理委員会の審査過程では17名の有識者のヒヤリングが行われたが，これを受けてか，産婦人科学会は，前年（昭和57年）に発表したシンポジウム公募に当たっての付記事項（**22頁表4**）の本格的な見直し作業の過程で，都合19名の各界有識者の意見を求めている（**表16**）．有識者や専門家の意見聴取は，審査事項に関する結論を纏めるうえで大きな意味と貢献をもたらすだけでなく，社会に開かれた審査過程を担保するという意味でも，今や欠かすことのできない要件といえる．

4) 施設単位の審査委員会方式

今日でいう Internal Review Board (IRB) である．当時，我が国で施設単位の倫理審査会として唯一存在したのは，東京大学医科学研究所の「研究倫理審査会」だけであった．当時の研究所長にお願いして取り寄せた規則を拝見すると，制定日付が空白のままであった．最近になって再度確認したところ，昭和56年11月19日付の設置となっている．つまり，徳島大学倫理委員会発足の約1年前に設置されていたことになる．研究論文を外国雑誌へ投稿する場合，審査資格としてIRBをパスしたという証明が必要なため設置されたので，実質的には機能していなかったというのが実状らしい．そして当時はまだ，具体的な審査申請は行われていなかったという．詳細は朝日新聞の調研室報に掲載された梅田敏郎氏の論文に報じられているので，ここで引用して置く．（梅田，1983）

「……同種の委員会の設置という点だけからいえば，東京大学の医科学研究所（積田亨所長）が，昭和五十六年十一月十九日から，その規則を施行に移しているが，東大医科研の場合は，審査を申請している研究はまだない．したがって，具体的活動には入っていない．

理念具体化の方法論

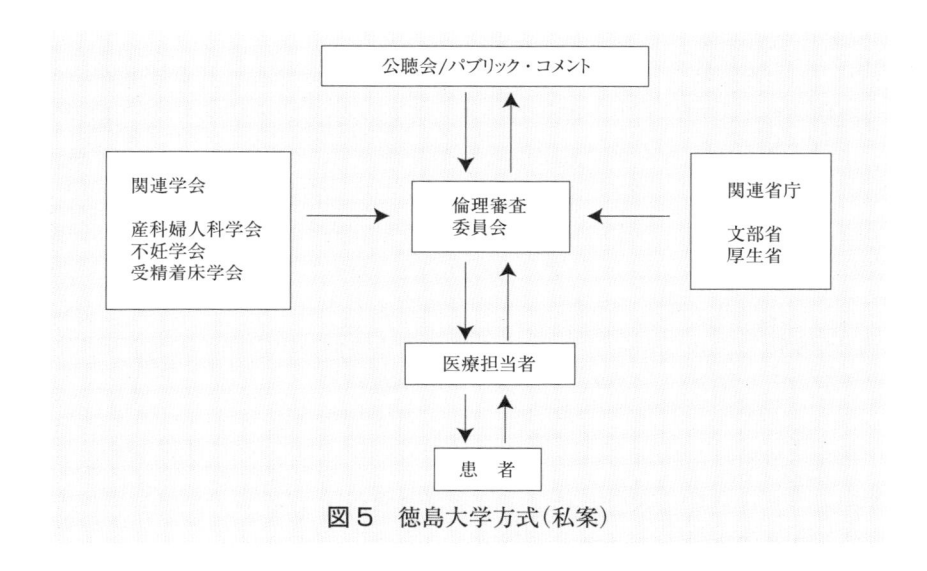

```
                  ┌──────────────────────┐
                  │ 公聴会/パブリック・コメント │
                  └──────────┬───────────┘
                             │
                             ▼
┌─────────────┐      ┌─────────────┐      ┌─────────────┐
│  関連学会    │      │  倫理審査    │      │  関連省庁    │
│            │─────▶│             │◀─────│             │
│ 産科婦人科学会│      │  委員会     │      │  文部省     │
│ 不妊学会    │      │             │      │  厚生省     │
│ 受精着床学会 │      └──────┬──────┘      └─────────────┘
└─────────────┘             │
                            ▼
                  ┌──────────────┐
                  │  医療担当者  │
                  └──────┬───────┘
                         │
                         ▼
                  ┌──────────────┐
                  │    患　者    │
                  └──────────────┘
```

図5　徳島大学方式（私案）

　これに対して，徳島大学の場合は，同大産婦人科の森崇英教授から「ヒト体外受精卵子宮内移植法」（いわゆる試験管ベビー）の申請が出されており，すでに数回にわたって，臨時に委嘱された専門委員（いわば参考人）から意見を聞いて討論を続けてきている．日本における人間を対象にした研究の倫理性を審査する委員会活動として，最初の試みである．……」．

　当時，私が考えていた実行可能性のある最良の方法は，IRBの徳島大学版，つまり徳島大学方式という私案であった（図5）．これは徳島大学医学部に倫理審査委員会を設置し，生殖関連学会である産科婦人科学会，不妊学会（現・生殖医学会），新設の受精着床学会などの方針や見解があればそれを参照する一方，監督官庁である文部省と厚生省からの指導・助言を受ける．また担当医から患者に対して体外受精とはどういった方法かを説明し納得して貰い，同意書の提出を求める．そして，一般社会に対しては公聴会的なもの（パブリック・コメント）を介して説明と意見交流を図る．縦横十字の中心に倫理審査委員会を設けるというものである．あくまで私的ではあるが，凡そこの

様な構想を描いていた．

　ただし，パブリック・コメントという点では，市民団体に対する公聴会的な説明会を1回開いたが，要する時間，労力，費用などを考えるとIRBの手に負えるものではないと感じざるをえなかった．「社会的コンセンサス」というは易しいが，本質的な理解を得るためには本格的な広報活動が必要で，診療，教育，研究に悩殺されている臨床系，特に外科系教授にとっては不可能に近い．そこで広報担当の専任者を充当しなければならないのではないかと言うのが正直な感想である．逆に専任者による本格活動をすれば，大きな効果が期待できるであろう．アンケート調査も1回試みたが，調査項目の用紙（**資料4**）と調査結果については後述する（**資料5**）．

　当時，IRB方式を採ったのは徳島大学プログラムのみで，産婦人科学会見解が公表される前に臨床応用が事実上スタートしていた施設もある，との非公式情報もあった．徳島大学では昭和56年6月に体外受精プログラムを発足させ，責任論を含めた手続論を明確にクリアーするまでは，臨床応用に踏切ることは決してしない方針であった．競争心を煽るような激励のお言葉を多くの方からいただいたが，本邦初演という考えは全く持っていなかった代わりに，臨床前研究のレベル・アップに主力を注ぎ，倫理委員会の判定が出たあとに備えた．この方針に間違いはなかったと今でも確信している．

5) 国レベルの審査機構

　体外受精・胚移植を全面否定したローマカトリック教会に対し，英国国教会は条件付きでこれを容認する立場を取っていた．この国情を踏まえて英国保健省が1982年ケンブリッジ大学の哲学教授であるワーノック女史を委員長にした委員会を組織し（**表6**），胚研究と臨床応用の条件整備に着手したことは，すでに何度か述べた．ワーノック委員会は1984年，歴史に残るいわゆるワーノック・レポートを提出したが，その概要は，**資料2**に抜粋・収録してある．

　ワーノック報告では，2年間の精力的な委員会審査の成果が盛り込まれ，体外受精に関する研究と臨床実施に関する63項目に亘る具体的な実施基準が明記されている．私は倫理審査が始まってからの有益な参考資料として役

理念具体化の方法論

立つに違いないと考え，この報告を念頭において準備を整えていた．

　報告の中では，「ヒト受精 と 胚発生研究局Human Fertilization and Embryology Authority（HFEA）」という国立の監視機関の設置を求め，その管理下に実施することが提唱されている．この機構が出発点となって1990年には「ヒト受精・胚発生研究法 Human Fertilization and Embryology Act（HFEA）」が成立し，その翌年の1991年に管理局が設置された．以来イギリスでは国レベルの規制によって生殖医療と生殖医学研究に関する臨床実施や研究が一元的，包括的に運営されている．生殖補助医療のいわゆるヨーロッパ型規制のモデルとなった原型といえる（櫛島ら，1994；米本，2010）．余談になるが，後にヒトES細胞の作成・利用やヒトクローン胚研究の在り方が英国で問題となったときにも，法的，制度的体制の基準作成にもこのHFEAが中心的役割を果している．

　英国保健省の機敏な対応によって，英国は独自の方式を創出し，それが世界のモデルとなったが，それでも国レベルの規制体制が出来上がるのに9年間を要している．この方式は，合理的かつ現実的な国民性をもった英国では可能であったかも知れないが，日本の当時の状況では不可能に近いモデルである．この方式を採った背景には，先にも述べたように，体外受精に対するローマカトリックの根強い反対論に対し，英国国教会が条件付認容の立場を取っていたことがある．
　カトリックの反対論とは，受精の瞬間を以って人命の始まりとする考えに基づいて，体外受精そのものが神に対する背信行為，人命に対する冒涜行為であるというもので，このことは9年後ローマ法王庁が「生命誕生への尊敬心と出産の尊厳に関する指示書」と題した公式文書を発表し，体外受精を正式に否定したことではっきりした（**資料1**）．それに対して，英国国教会の基本的考え方は，はこの治療法を不妊治療に応用することを限定的ながら認めるというものであった．その条件として，人命の始まりの瞬間を何時と考えるべきかの発生生物学的根拠を設定する必要があった．この点について，ワーノック報告の中で注目に値する見解が提示されている（**資料2**の項目12）．すなわち，「受精後14日までの胚は原始線条がまだ発現していないことから，

自己同一性をもった個体(三胚葉構成が確立し個体としての自律発育能を獲得した胚)とは見做されない」ので,この時期までの胚を前胚 pre-embryo と名付け,ヒト発生学研究の対象とすることは可能であるとの見解である.この点が,受精の瞬間をもって生命の発生時点と解釈するカトリック神学との最も尖鋭的な対立点で,現在でも論争は続いている[1].

　ヒト受精や胚発生を対象とした研究に対するカトリックと英国国教会の見解のズレについて,英国医学研究評議会も重大な関心を寄せ,1982年,「ヒト受精と発生学研究に関する医学研究評議会声明」を British Medical Journal に掲載している(Medical Research Council, 1982).医学研究評議会の中に設けられた助言グループは,受精後14日までのヒト胚は発生学的には前胚であり,研究に使用しても良いという見解を表明し,ワーノック報告を支持している(**資料6**).この考え方はいわゆる14日規定として胚研究の国際基準ともなっており,日本産婦人科学会(日産婦学会・会告,1985)(**表20**),アメリカ生殖医学会(Fertil Steril, 1984)(**資料7**)でも受け容れられている.

6　手続論具体化の根拠

　手続論を具体化するには2本の柱となる根拠が必要である.一つは倫理委員会の設置に対する根拠であり,もう一つは体外受精の臨床応用に対する根拠である.前者には有名なヘルシンキ宣言があり後者にはワーノック報告がある.後者の報告は体外受精に特化したテーマに対する根拠となりうる.

---

1)　これも前述したように,前胚説を出したのは有名な発生生物学者アン・マックラーレン教授で(McLaren, 1986),2002年の第18回日本国際賞を A Tarkowsky 博士と共同で発生学分野において受賞している.マウス初期胚の培養技術を開発,8細胞期胚を胚盤胞へ発育させて移植し,産子をえている(McLaren and Biggers, 1958).そして子に伝わる遺伝子の発現が親の性によって異なるというエピジェネティクス現象を見出し,哺乳動物の発生生物学の基礎を築いた.彼女の下で研究した多くの日本人研究者が,現今エピジェネティクスや分子発生生物学の分野で世界をリードしている観がある.

世界医師連合 World Medical Association は，第2次世界大戦後，1947年パリでの第1回総会以来毎年開催されている．1948年第2回大会で採択されたジュネーブ宣言 Declaration of Geneva では「患者の健康を第1に考えなければならない」を遵守するよう求められている．その趣旨は医師としての良心を自覚させるもので，むしろヒポクラテスの誓い(**資料3**)にある主観主義の倫理思想に近い．**資料8**に掲げたヘルシンキ宣言は1964年第18回大会で採択され，1975年の東京大会で修正されたものである．この宣言はヒトを対象とする生物医学的研究に関する倫理綱領であって，本格的かつ客観的な「医の倫理」の考えが制度として盛り込まれた感がある．

　宣言は，「ヒトを対象とする biomedical 研究に携わる医師のための勧告」となっているが，事実上は強制力を伴った指針である．その緒言には「医学の進歩は，最終的には少なくとも部分的にしろ，ヒトを対象とした実験研究に依拠しなければならない」としたうえで，12項目の基本原則が示されている．その第2項目に「ヒトを含む実験研究の計画と実行について，明確な実験プロトコルを作成し，特別に任命された独立の委員会に提出して，その審査，コメント，指針を受けなければならない」と明記されている．この宣言は医学研究や試験段階の医療技術の適用において，明らかに客観主義の原理を導入したものと受け止めることができる．

7 文部省からの示唆

　体外受精プログラムの中の各タスクフォースの準備も徐々に進み，着任後約1年半経った昭和57年9月頃には，臨床応用への準備はほぼ完了した．そこで体外受精の臨床応用に対する考え方とプログラムの進行状況について，当時の斉藤隆雄病院長兼麻酔科科長にお願いし協力を要請した．実行するには責任論の問題もあるので，基本的には何らかの方法で第3者を交えたコンセンサスを得ておく方策が必要と申し上げた．先生はその場では何も言われなかったが，何かを感じ取られたように私には思われた．私も日本産婦

人科学会の動向が体外受精の導入に対し必ずしも積極的でないことを感知していたし，また，飯塚先生から受精着床学会設立の相談を受けていたこともあり，無理をすべきでないという構えで，この場では単なる意見交換に止まった．

　それから暫くして斉藤病院長から重要な話があるとのことで呼出しがあった．麻酔科教授室に行ってみると，実はと切り出された内容は，過日（後で調べると9月17日）千葉大学が担当校として開催された国立大学医学部付属病院会議のときの懇親会で，文部省の医学教育課長から，徳島大学医学部内に倫理委員会を設置するよう示唆を受けたと打明けられた．この話を聞かされたとき，これは渡りに船と私は即座にその方式で行きましょうとお答えした．既述した五つの選択肢のうち最も現実性ありと判断した方式であるだけでなく，文部省のお墨付きとあれば，日本産婦人科学会の首脳部も無視することはできないであろう．実は内心そんな計算も手伝ってわが意を得たりと即答したのである．一方，学内でも，文部省の示唆とあれば，教授会で議論はあるとしても最終的には了解して貰えるだろうと直感した．早速，斉藤病院長とともに，この方式で行くことについて宮尾益英・医学部長の最終判断を仰ぐこととした．

第 3 章

医学部倫理委員会の発足

医学部倫理委員会の発足

1 設置までの経緯

　徳島大学医学部に倫理委員会を設置するという宮尾学部長による基本方針の決定を受けて，委員の選任を宮尾学部長が，委員会規則案の作成を斉藤病院長が，そして文部省への報告を森産婦人科科長が分担することとなった．

2 文部省への報告

　私は倫理委員会設置の学部長方針を文部省に報告すると共に，主としてヨーロッパにおける体外受精の現況を説明し，臨床応用に踏み切るに当っての助言をあらかじめ得ておく必要があると判断した．当時の徳島大学付属病院の事務部長は，体外受精プログラムの意味を十分理解してくれて積極的に協力して下さった．文部省への報告会は57年11月5日から文部省大学局の会議室で約2時間半に亘って行われた（表7）．徳島大学側から準備状況の報告を終えたあと，文部省からの指導の概要は，①体外受精の臨床応用の当否は不妊治療という観点から考えるべきことであって，文部省が判断し介入すべきことではないこと　②患者を治療するに際して，医師は自分の判断で新しい診断法や治療法を用いる自由がなくてはならないが，ヘルシンキ宣言に則って行うのが望ましいこと　③その場合，病院内に医師以外の者を加えた「倫理委員会」を設け，産科婦人科の見解を同委員会に諮って，同委員会の了承を得るという手続きを踏むことが適切なものと考えるなどであった．

　文部省への報告を終えて倫理委員会設置への準備が急テンポで進んだ．宮尾学部長，斉藤病院長，森産婦人科科長それに加藤泰義事務部長も加わってタイム・テーブルの大枠について話し合った．11月11日の教授会において，斉藤病院長報告として「倫理委員会設置検討について」が説明された．かつて経験のない倫理委員会の設置である．何が目的でどうして必要なのかの基本的質問から始まって，そんなことをすると研究にブレーキが掛かるのでは

表7 文部省への報告

1 日時：昭和57年11月5日 14時〜16時30分
2 場所：文部省大学局会議室
3 出席者： 文部省側　医学教育課長　前畑安弘　　徳島大学側　産婦人科科長　森　崇英
　　　　　　　　　　課長補佐　　行田　博　　　　　　　　助手　　　　松下光彦
　　　　　　　大学病院指導室長　鳥野見博　　　　　　　　事務部長　　加藤泰義
　　　　　　　　　　係長　　　　今井義男
4 文部省側の指導要旨
　(1) 不妊症の治療という観点から考えるべきことであって，その実施の当否について文部省が判断し，介入するという事柄ではないと考える．
　　(注) 患者を治療するに際して，医師は自分の判断で生命を救い，健康を回復し，苦悩を軽減する望みがあると考えるならば，自由に新しい診断法や治療法を用いる自由がなくてはならない
　　　　（ヘルシンキ宣言 II-1）
　(2) 大学における実施の決定は，受精着床学会（57.11.15発足予定）における医学的，法律的及び倫理的諸問題に関するコンセンサスを踏まえ，慎重に検討することが望まれる．
　(3) その場合，病院内に医師以外の者を加えた「倫理委員会」を設け，産科婦人科の見解を同委員会に諮って，同委員会の了承を得るという手続きを踏むことが適切なものと考える．
　(4) 患者への対応については，次のことに留意して検討する必要がある．（以下省略）

ないか，研究の自由の保障の問題はどうか，問題が起こったときの責任の所在はどこかなど激論が渦巻いた．防戦するのは学部長，病院長と申請予定者の産婦人科科長の3人であり，設置に理解を示してくれる教授も居たが少数派であった．ともかく倫理委員会規則の案を次回教授会において審議するという処で，最初の難関をまず切り抜けた．あらかじめ文部省への報告と示唆を得ていたということが教授会の最終判断の決め手となった感がある．

3　倫理委員会規則の教授会承認と委員会の発足

　次回11月25日の教授会では，委員会設置の基本路線に従って議論が進んだ．活発な質疑応答はあったが，議論の中心は，研究に対する自由度の制限に対する危惧と，問題があった場合の責任論の所在であったように記憶している．医学部倫理委員会と称する以上は教授会の最終責任ということになる

医学部倫理委員会の発足

表8 徳島大学倫理委員会の発足経緯と倫理委員構成

＊医学部倫理委員会の設置
1 宮尾医学部長，斎藤病院長，森産婦人科科長，加藤事務部長の打ち合わせ
2 昭和57年11月11日教授会：斉藤病院長報告「倫理委員会設置検討について」
3 昭和57年11月25日教授会：「倫理委員会規則（案）」の議題提出
4 昭和57年12月9日教授会：「医学部倫理委員会規則」承認
5 昭和57年12月9日教授会：倫理委員会の設置

＊委員の構成（8名）
1号委員（医学部長）　　　　宮尾益英・小児科学教授
2号委員（付属病院長）　　　斎藤隆雄・麻酔学教授
3号委員（基礎医学系の教授2人）　桧沢一夫・病理学教授　勝沼信彦・酵素研施設長
4号委員（臨床医学系の教授2人）　井上権治・外科学教授　河村文夫・放射線科学教授
5号委員（医学分野以外の学識経験者2人）　圓藤真一・四国女子大学長（法学）
　　　　　　　　　　　　　　　　　　　本家眞澄・教養学部長（哲学）

が，直接責任は主任研究者にあり，間接的な総括責任は倫理委員長にあるという了解で決着した．倫理委員会の発足の経緯と委員構成は**表8**に示した通りである．

倫理委員会規則は全11条から成る綿密なものであった（**表9**）．特に注目すべき点を挙げると，
① 委員会構成メンバー（8名）の中に五号委員として医学分野以外の学識経験者2人を加えたこと
② 五号委員の出席がなければ会議を開くことができないとしたこと
③ 委員会が必要と認めたときは公開することができるとしたこと
④ 専門委員制度を取り入れ，申請事項についての専門家の見解を聞く機会を設けたこと
⑤ 審査の判断は出席委員全員の合意によるものとするとしたこと
などである．③の公開の余地を開いたことは，東大医科学研究所の倫理審査

昭和57年(1982年)12月10日　金曜日

徳大の倫理委 発足

"医道"確立へ事前審査

円藤氏(憲法)ら委員8人

内容公表 まず体外受精を論議

徳島大学医学部（宮尾益英学部長）は九日、体外受精など人間を対象にした新たな診療行為や医学研究の妥当性を倫理的、社会的観点から事前にチェックする「倫理委員会」の規則と委員（八人）を決め、正式に発足させた。委員には宮尾学部長、斎藤隆雄付属病院長、医学部基礎系から檜沢（ひざわ）一夫（第一病理学）、勝沼信彦（酵素化学）の両教授、臨床系から井上権治（第二外科）、河村文夫（放射線医学）の両教授のほか、医学部外の識者として四国女子大学長の円藤真一氏（専門は憲法）と徳大教養部長の本家真澄氏（同哲学）の二人を選んだ。初会合を来週中にも開く方針。委員会の発足で、不妊患者に体外受精を適用する準備を整えている医学部産婦人科教室（森崇英教授）では、直ちにその実施を委員会に申請することにしている。体外受精の臨床応用をきっかけに、独自の審査機関である委員会を設けたのは徳大が全国で初めてで、今後の審議が注目される。

この日午後開かれた医学部教授会に、倫理委員会規則案と八人の委員候補者が諮られた。規則案は前回教授会で提案されていたもので、字句の訂正を二カ所したほかは、原案通り承認された。委員は、医学部長と付属病院長が中心になって人選。注目の医学分野以外の学識経験者二委員には法律の分野から四国女子大の円藤学長、哲学・倫理の分野から徳大教養部の本家教養部長を選出、全メンバーとも適任として承認された。委員の任期は二年。

委員会の初会合では、委員長を互選し、運営方法を話し合うが、それまでに産婦人科教室から体外受精の申請があれば、体外受精に明るい専門委員の人選についても協議されることになるとみられる。専門委員は審議内容に応じて医学部長の判断で選ぶことができ、その審査に当たっては、女性を含む学外の識者らも委員に考える、という。

倫理委員会規則は全部で十一条。「人間を対象にした研究は独立した委員会で審議されなければならない」とする世界医師会のヘルシンキ宣言（一九六四年）の趣旨に沿った内容。体外受精のほか、医学部で行われる人間を対象にした新薬の臨床試験、心臓やジン臓などの臓器移植、人工授精、遺伝子組み替えなど新規、人権上の配慮が必要なものはすべて事前に審査する方針。

宮尾学部長は「倫理の監察に委員会としても責任を持つことになるので、慎重に審議し、その内容をできるだけオープンにしたい。体外受精については、特に女性の意見を聞く必要があると思う」と話している。

倫理委員会規則（骨子）

【審査の対象】徳大医学部、付属病院の研究者が行う人間を直接対象にした医学研究および医療行為に関し、研究者から申請された実施計画と、その成果の出版公表予定の内容。

【審議内容】①研究の対象となる個人の人権の擁護②被験者に理解を求め同意を得る方法③研究によって生ずる個人への不利益、危険性と医学上の貢献の予測。

【議事】委員会は委員の三分の二以上が出席し、学外の識者委員（二人）の出席がなければ開けない。判定は出席委員全員の合意によるものとし①非該当②承認③条件付き承認④変更の勧告⑤不承認で示す。審議経過、判定は記録として保存し、委員会が必要と認めた場合は公表することができる。

科学の乱用に歯止め

円藤真一委員の話　人間を対象にした科学は、あくまで人間の幸福のために使われなくてはならない。科学が暴走し、悪用、乱用されることのないように歯止めをかけておく必要があり、倫理委の役割は非常に重要だ。国民の健全な常識を代弁するよう努めたい。

産婦人科教室の森崇英教授の話　手続きを踏まえて体外受精の申請をできるだけ早く、委員会に出し、十分な審議をお願いしたい。

図６　徳島大学　倫理委員会発足
（徳島新聞　昭和57年12月10日）

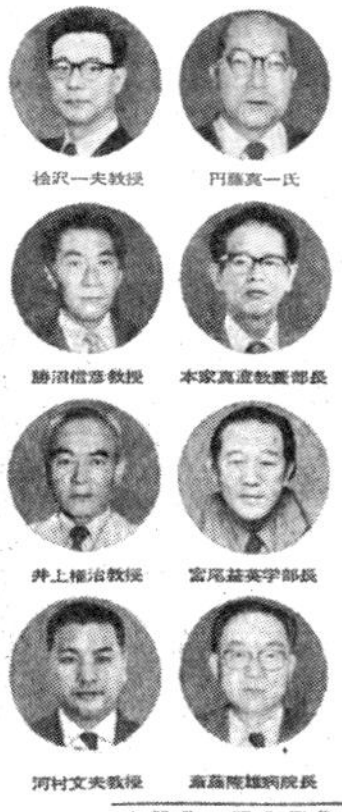

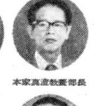

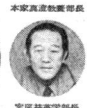

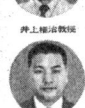

医学部倫理委員会の発足

表9　徳島大学医学部倫理委員会規則

（目的）
第1条　この規則は，徳島大学医学部（以下「医学部」という）及び同付属病院に所属する教授，助教授，講師及び助手（以下「研究者」という）が行う，人間を直接対象とした医学の研究及び医療行為（以下「研究等」という）において，ヘルシンキ宣言（1975年東京総会で修正）の趣旨に添った倫理的配慮を図ることを目的とする．

（審査の対象）
第2条　この規則は，医学部及び同付属病院で行う，前条の研究等に関し，研究者から申請された実施計画とその成果の出版公表予定の内容を審査の対象とする．

（倫理委員会の設置）
第3条　前条の審査を行うため，医学部に倫理委員会（以下〔委員会〕という）を置く．

（組織）
第4条　委員会は，次の各号に掲げる委員をもって組織する．
　　一　医学部長　　二　付属病院長　　三　基礎医学系の教授　2人
　　四　臨床医学系の教授　2人　　五　医学分野以外の学識経験者　2人
　　2　前項第3号から第5号までの委員は，医学部教授会の議を経て，医学部長が委嘱する．
　　3　前項の委員の任期は2年とし，再任を妨げない．ただし，委員に欠員を生じたときは，これを補充し，その任期は前任者の残任期間とする．
　　4　委員会に委員長を置き，委員の互選によって定める．
　　5　委員長に事故があるときは，委員長があらかじめ指名した委員がその職務を代理する．

（委員会の審議内容）
第5条　委員会は，この規則の対象となる事項に関し定められた手続きを経た申請に対し，倫理的・社会的観点から審査する．審査を行うに当たっては，特に次の各号に掲げる観点に留意しなければならない．
　一　研究等の対象となる個人の人権の擁護　　二　研究等の対象となる者に理解を求め同意を得る方法　　三　研究等によって生ずる個人への不利益並びに危険性と医学上の貢献の予測

（委員会の招集）
第6条　委員長は，委員会を招集し，その議長となる．

（議事）

第7条　委員会は，委員の3分の2以上が出席し，かつ，第4条第1項第五号の委員の出席がなければ会議を開くことができない．
　　2　申請者は，委員会に出席し，申請内容等を説明するとともに，意見を述べることができる．
　　3　審査の判定は，出席委員全員の合意によるものとし，次の各号に掲げる表示により行う．
　　一　非該当　　二　承認　　三　条件付承認　　四　変更の勧告
　　五　不承認
　　4　委員会が必要と認めたときは，委員会は公開することができる．
　　5　審査経過及び判定は記録として保存し，委員会が必要と認めた場合は公表することができる．

（専門委員）
第8条　専門の事項を調査検討するため，委員会に専門委員を置くことができる．
　　2　専門委員は，当該専門の事項に関する学識経験者のうちから委員長の意見を聞いて医学部長が委嘱する．
　　3　委員会が必要と認めたときは，委員会に専門委員の出席を求めて調査検討事項の報告を受け，討議に加えることができる。ただし，専門委員は，審査の判定に加わることはできない．

（申請手続及び判定の通知）
第9条　審査を申請しようとする者は，別紙様式第1による倫理審査申請書に必要事項を記入し，委員長に提出しなければならない．
　　2　委員長は審査終了後速やかに，その判定を別紙様式第2による審査結果通知書をもって申請者に通知しなければならない．
　　3　前項の通知をするに当たっては，審査の判定が第7条第三項第三号，第四号又は第五号である場合は，その条件又は変更・不承認の理由等を記載しなければならない．

（庶務）
第10条　委員会の事務は，医学部庶務係において処理する．

（雑則）
第11条　この規則にさだめるもののほか，この規則の実施に当たって必要な事項は，委員会が別にさだめる．

附則　この規則は，昭和57年12月9日から施行する．

医学部倫理委員会の発足

委員会内規には明文化されていない点であると,マスコミから評価されている(梅田,1983).

ただし,厚生省審議官からアドバイスされていたように,女性委員を加えておれば更に高い評価も得られたと惜しまれる.ましてや申請内容が体外受精である.私もこの点を指摘したが,専門委員制度を導入しているのでその委員として委託することによってカバーすることとなった.⑤の「審査の判断は出席委員全員の合意によるものとする」との条項を私自身は不自然に感じたが,申請者の立場になる予定であるからには強くは反対できなかった.

12月9日の教授会では「医学部倫理委員会規則」が承認され,ここに倫理委員会の設置が正式決定した(**図6**).難産ではあったし,当時の生殖医療に関する認識の限界もあって,体外受精には絶対反対であるという意見も最後まで残ったが,尽くすべき議論は充分尽くされたという印象で,投票により決着という事態には至らなかった.この決定を受けて翌12月10日倫理委員会委員が発表され,ここに徳島大学医学部倫理委員会が正式に発足した.五号委員として学外から圓藤眞一・四国女子大学長(法学)が,学内から本家眞澄・教養学部長(哲学)が選任された(**44頁表8**).

第 *4* 章

体外受精プログラムの
審査と判定

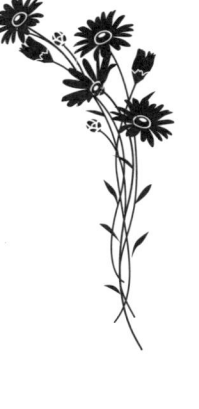

体外受精プログラムの審査と判定

1 委員会審議の方式と経過

　徳島大学医学部倫理委員会が正式に発足したのを受けて，12月14日「ヒト体外受精卵子宮内移植法」を第1号として審査を申請した（**表10**）．同日，第1回の委員会が召集され，委員長選出，委員会の所掌範囲の決定のあと申請第第1号の届出が受理された．
　審査経過は**表11**に示した通りである．昭和57年12月14日の第1回から翌58年4月12日まで4ヶ月に亘る都合11回の委員会が開催された．

　初回の委員会では委員長の選出と申請第1号の受理が決定された．主任研究者である私が申請理由や内容について説明した．第10回の最終判定審議を除いては，原則として会議の冒頭がマスコミに公開された（いわゆる頭撮り）．申請者側に対し主任研究者たる私と分担研究者の松下光彦助手がオブザーバーの資格で同席するよう求められた．そして体外受精をめぐる国外情勢や技術レベル，方法や安全性などについて数多くの質問が予想されるので，その場で回答，あるいは宿題として次回に調査結果を報告するという形式で進められた．

　毎回の審議事項に対する専門委員の選定については，必要に応じてその都度委員長から私に推薦の要請あるいは相談があった．しかし，指名した専門委員の招聘に対する予算措置はないと当時の事務長から聞いていたので，私が推薦した専門委員に対しては，産婦人科の同門会三知会にお願いして，事の重要性をご理解頂き拠出して貰った．同門会が快諾してくれたことは有難かった．専門委員の意見の聴取，申請者に対する質疑応答が終了した後，申請者側の2人と専門委員は退席した．その後レギュラー委員だけで審議内容の討論と要約，次回のテーマと専門委員の選任などが話し合われていた由である．委員長たる学部長は各回の委員会終了後マスコミからの取材に応じた．

表10 「ヒト体外受精卵子宮内移植法」の倫理審査申請書

申請課題：
「ヒト体外受精卵子宮内移植法」

昭和57年12月14日

主任研究者： 森崇英・教授

分担研究者： 松下光彦・助手
　　　　　　 野田保人・助手
　　　　　　 山野修司・医員
　　　　　　 中山孝善・医員
　　　　　　 吉田篤司・医員

表11　倫理委員会の審査経過
（昭和57年12月14日-58年4月12日）

回数	開催年月日	専門委員	審議概要
第1回	昭和57年12月14日（火）		委員長選出 倫理委員会の所掌範囲を決定 「ヒト体外受精卵子宮内移植法」の届け出を受理
第2回	昭和57年12月22日（水）	饗庭忠男 弁護士	医事紛争専門家の意見を聞き検討
第3回	昭和58年1月9日（日）	武邑尚邦 京都女子学園長	宗教家（仏教）の意見を聞き検討

第4回	昭和58年 1月10日（月）	豊田　裕 北里大学獣医畜産学教授	動物の体外受精専門家の意見を聞き検討
第5回	昭和58年 2月5日（土）	大黒成夫 徳島大学医学部解剖学教授	生殖内分泌専門家としての意見を聞き検討
		柴田鉄治 朝日新聞東京本社科学部長	報道関係者の意見を聞き検討
第6回	昭和58年 2月12日（土）	木村利人 米国ジョージタウン大学ケネディ研究所 アジア・バイオエシックス研究部長	医の倫理及び動物体外受精の専門家の意見を聞き検討
		入谷　明 京都大学農学部教授	家畜繁殖学の専門家の意見を聞き検討
		生田琢巳 徳島大学精神医学教授	精神医学の立場からの意見を聞き検討
第7回	昭和58年 2月25日（金）	梶井　正 山口大学医学部教授	先天奇形の専門家の意見を聞き検討
		大黒成夫 徳島大学医学部解剖学教授	
		内田孝宏 徳島大学医学部教授	
第8回	昭和58年 3月7日（月）	樋口恵子 評論家	女性の立場からの意見を聞き検討
		西野瑞穂 徳島大学歯学部教授	
第9回	昭和58年 3月23日（水）	藤井チヅ子 NHK社会教育部チーフディレクター	報道関係者（女性），児童心理学者，産婦人科医である宗教家（カトリック）の意見を聞き検討
		平井信義 大妻女子大学家政学部教授	
		尾島信夫 聖母女子短期大学教授	
		生田琢巳 徳島大学精神医学教授	

| 第 10 回 | 昭和 58 年
4 月 9 日（土） | 参考意見を踏まえて判定についての審議を行う |
| 第 11 回 | 昭和 58 年
4 月 12 日（火） | 審査判定を行う「判定—条件付承認」 |

2 専門委員の意見

　本書の執筆に際し，当時の倫理委員会記録の存否を徳島大学病院事務局に間接ルートを辿って問い合わせたが，随分以前のことなので，公式，非公式を問わず委員会記録は一切存在しないとのことであった．ここでは，陪席した私のメモと記憶，新聞報道，朝日新聞・調研室報（梅田，1983）を主たる資料として，また弐号委員である斉藤病院長の著書「試験管ベビーを考える」（斉藤，1985）などを参考として各回の専門委員の見解を集約しておく．

　第 2 回委員会では医事紛争専門家の饗庭忠男弁護士が法律家の立場から意見を述べられた．
　体外受精は従来の病気の治療とは異なるが，治療行為を拡大解釈することにより，体外受精も治療行為と認めてよい．体外受精では新しい生命を造ることになるので，法的保護をどうするか考えておく必要がある．現行法では着床時点以後が保護対象となっているので，それ以前の受精卵は特別問題とならない．しかし，親や医師は治療のことばかりを考えるかも知れないが，生まれてくる子の発育に対する配慮から法律上の夫婦に限って行うこととの条件を付けるべしとの提言があった．そして先天異常の発生頻度に関する質問が出されたが，調査して次回お答えすることにした．

　第 3 回委員会では仏教学者である武邑尚邦・京都女子学園長が意見を述べられた．
　宗教の中でも，神を中心にして社会秩序を考えるキリスト者としては，生

命の誕生に人為的な所作を加えることに問題を持つであろう．しかし，仏教そのものの生命観に立てば，キリスト教的否定論は出てこない．仏教では「生まれること」についての一切の議論は存在しない，ただ現実そのものを認めるという立場である．「私の命はわたしの命となった万物の命」という考えからすると，「人間は生かされて生きているという受動的人間観」が体外受精という新しい方法で確保されているかが重要である[1]．

体外受精は生む側（両親）と生まれてくる側（子供）に立つ二つの見方があるが，生れて来る側に立っての議論が重要である．人間は自然の摂理によってこの世に生れて来るのである．もっと仏教的に言うと，親は子供を生もうとして生んだのではない，生もうとして生れるものではなく，自然に授かったものであるという考え方である．それが，人為的な所作が加わって生れてきた場合，その論理が通用するのであろうか．高野山関係者の意向としては，「そうしてでも生れなければならない運命に貴方はあるのだ」という説得方法がある，ということであった．生まれてくる子供の側に視点を移して，親のエゴ，親の本能ばかりに引きずられるのではなく，子供の立場にも十分な配慮が必要と強調された．具体的には心身障害児が生まれたときの責任と対応，出生の秘密の保持，将来的には貸し母体の危惧などである．結論としては，体外受精で子供を造ること自体は反倫理ではないので，消極的ながら実施に対して同意を表明された．

第4回委員会では動物の体外受精専門家である豊田裕・北里大学教授の意見を聴取した．

実験動物で体外受精卵を移植して初めて子供が生れたのは1959年のウサギであって，その後マウス，ラットでも成功しているが，他の実験動物では未成功である．ウサギの場合，1973年エール大学から発表された論文で，257個の体外受精卵を卵管移植して生れた37匹の子供の内，2匹にスプレイ

---

1) 私は，昭和57年12月3日，高野山真言宗管長森寛紹大僧正と体外受精についての見解をお聞きしたことがある．生命は因縁処生の法則によってこの世に生まれてくるので，体外受精という新しい方法で子供が生まれてくるなら，これを受け入れるべきである．西洋では心身二元論であるが，東洋では心身一如といわれるように一元論である．特に小乗仏教の生命観では，命根といって精神とも言えないし肉体とも言えない存在である．この生命観は神が息を吹き込んで人間を作ったというヒンズーの教えにも通ずる．

レッグという後ろ足の奇形が認められたが，体外受精とは直接の因果関係は確認されていない．豊田教授自身のマウス実験では，120個の胚を子宮に移植し，41匹の子供を得たが奇形発生は認められなかった．ラットについては，133個の受精卵移植で20匹の胎児と23匹の子供がえられたが，1例の胎児に発育遅延，子供の目の大きさにバラツキが認められたが，いずれも体外受精との因果関係は明らかでない．

体内受精では最低10万匹の精子が必要であるのに対し，体外受精では1匹でも可能である．多倍体[2]という染色体異常が起こる可能性はあるが，受精のタイミングを考えて実施すれば，特に高くなることはない．ただし，遺伝的背景には留意すべきである．現時点では，体外受精由来胚が異常の頻度を高めるという証拠はない．生殖生物学の現在の技術的発展段階からすれば，動物における体外受精の技術をヒトに応用しても危険性は少ないとの判断を示された．

第5回委員会では，生殖内分泌学者と報道関係者からのヒヤリングが行われた．

報道関係者として柴田鉄治・朝日新聞東京本社科学部長は，「昨年（1983年）11月に「体外受精は治療の範囲を守れ」という題で社説を書いたが，一言でいえばこれに尽きると思うとの結論をまず述べられた．その結論とは，体外受精は不妊の治療であるという考えである．男性に原因のある不妊に対しては人工授精，卵巣から卵子の出にくい女性に対しては排卵誘発剤があるように，卵管に異常のある女性に対して体外受精という治療法があるとの考え方で，不妊治療の延長線上にある技術と捉えるものである．

しかし，体外受精に対する一般の受け止めかたは，安楽死とくらべて批判的である．「死」については古来の経験や思考があったのに対し，体外受精は突然現れた技術であるうえに，古来「子は天からの授かりもの」という観念からすれば，生命を操るという感覚が付きまとうからであろう．したがってこの問題は当事者だけの問題として捉えるのではなく，社会全体で考える

---

[2] 多倍体：受精時に複数の精子が侵入して起こる染色体異常．精子の染色体構成はn = 22 + X/22 + yであるので卵n = 22 + Xと受精するとき，侵入精子の数によってn = 22 + X/22 + yの染色体が倍加することになる．これを多倍体といい老化卵に起こり易い．

ことが必要と力説された．かつての心臓移植の例を考えた場合，最初が肝腎で手続きが重要であることを指摘された．

次に，科学技術への国民の意識の変遷について考えておく必要がある．戦後の復興期には科学技術振興へ国民の意識が向い，技術革新に伴う経済発展と高度成長期へと進んだ．国民の意識は科学技術礼賛で，昭和30年の新聞週間の標語も「新聞は世界平和の原子力」であった．ところが1970年代に入ると一変し，公害問題を切っ掛けに環境破壊が注目されるとともに，資源の浪費が問題となってその元凶は科学技術だとの意識が台頭してきた．医学の分野で言えば，薬害問題である．1980年代になると，科学技術立国論が再登場したが，1960年代の単純な礼賛ではなく，公害防止と資源節約も科学技術の対象に含める「両刃の剣の科学技術」という警戒心に立つ期待感である．したがって科学技術のプラス面とマイナス面をどう調和させて発展させるかが問題となる．簡単に答えが出る問題ではないが，最も大切なことは当事者だけにその判断を委ねるのではなく，社会全体で取り組むという姿勢である．

以上を要約すれば，医学や科学技術の進歩は個人の幸せや社会の進歩に貢献したが，プラス面ばかりではくマイナス面もあるので，医学分野だけでなく社会全体で考えなくてはならないという社会的コンセンサスの必要性が指摘されたわけである．そして体外受精に対する社会の理解がまだ乏しい段階であるので，適応条件を医療行為に限定して厳選することを強調された．また，体外受精と遺伝子操作の二つの技術を結び付けるような技術の独走があってはならないので，厳重に監視する必要があると指摘され，その歯止め役としては公開の原則を守ることが決め手となるとの意見を開陳された．

生殖内分泌学者としての大黒成夫・徳島大学教授はホルモン異常に起因する卵や精子の異常が，出生児の異常に結び付く可能性もあるので，妊娠成立後の慎重な産科学的配慮が必要との見解を表明された．

第6回委員会では医の倫理と動物の体外受精専門家の意見が求められた．
我が国にバイオエシックスを導入した先駆者の木村利人ジョージタウン大学のバイオエシックス研究部長は，医学の急速な進歩によって生まれた

専門委員の意見

生命操作技術について，生命倫理の確立が急がれることを説かれた．アメリカでは1950年代から60年代にかけて，密室の中での医学研究が黒人，弱者などに対する人権侵害をもたらしたことに対する反省から，1974年7月，National Research Actという法律が出来たが，その中に人体に関する生物医学および行動科学実験については，倫理審査委員会の議を経なければいけないことが謳われている．これがIRB (Institutional Review Board) の設置を義務づけた根拠であるという．このように，アメリカにおける倫理審査の実状を紹介しながら，生命倫理の確立には市民を交えた公開討論の重要性を指摘，専門家集団による密室での相談・決定は反倫理であるとまで明言された．そしてバイオエシックスの立場からは，第1に，体外受精研究に関しては，医学的，生物学的に意味のある研究をして貰いたいこと，第2に，動物実験で慎重に実験成果を挙げること，第3に，関連する人々の同意とプライバシーを守ること，第4に，法的根拠のある婚姻関係にある夫婦間にかぎること，第5に，精子と卵についても，これを生命として尊重する専門家によって取り扱われなければならないこと，第6に，体外受精卵の保存期間を守るという諸点が重要であるなど，現代生命倫理学者の立場から貴重な意見を述べられた．

入谷明京都大学教授は，私が京大在籍中の共同研究者で，ヒト卵子の体外成熟と体外受精にすでに成功していた (Nishimoto et al, 1982) という間柄であった．家畜の体外受精の我が国における第1人者であって，以下のような意見を述べられた．初めに，倫理委員会が一定の基準を設けておれば100％安全と言うものではない，との前提があることを認識しておく必要がある．ヒトにおける体外受精の成功率は，最初は5％位であったが現在は10–20％となっている．奇形率については現在出生児100例位なのでもっと多数例の出生児について検討する必要があるが，オーストラリアで9人生れているうち1人が心臓奇形である．ちなみにオーストラリア・ヴィクトリア州の同地区の自然分娩における奇形率は6万分娩に対し15人である．体外受精の動物実験をもっと進め，もう一つ次の世代 (3代目) の生殖能力，奇形発生率などについても調査する必要がある．体外受精で問題がおこるのは，卵子，精子の取り扱い環境である．家畜の場合体内受精卵を凍結保存しているが，保存の環境条件で失敗している例がある．ヒトの場合，着床率が低いという治

療上の難点はあるが、厳しい条件下で実施すれば、生体内受精率とほぼ同じ率が得られるし、逆に、新鮮な卵子と精子を in vitro で結合させることができるので、正常な条件が作りだせると考えられる。

第7回委員会では先天奇形の専門家の意見が求められた。

梶井正山口大学教授は小児科の専門ではあるが、産婦人科の難病である胞状奇胎（ぶどう子）という異常妊娠の発生メカニズムを細胞遺伝学の立場から解析し、オス前核の単為発生に起因するという学説を立てたことで有名である。

梶井教授は体外受精を推進すべしとの結論をまず述べられた。自然流産の比率（15%）、染色体異常の比率（妊娠早期では10%）、自然流産した胎児の大部分に奇形が存在するなどの研究結果から、ヒトは、妊娠初期には正常より異常の方が多い動物であると言える。生れてくるということは、選ばれて生を受けるということである。

体外受精の問題点としては、1) 父母の年齢が比較的高いこと、2) 排卵誘発剤を使用し複数の卵を採取するので未熟卵の問題等があること、3) 多数の精子の存在のもとに受精することによる多精子受精の問題、4) 着床の際にも子宮外妊娠、多数の受精卵の移植による多胎、着床不能または早期の流産などの問題があること、5) 異常児の出生などが考えられる。

これらに対する対策としては、1) 対象者を慎重に選ぶこと、2) 卵子、精子とも古くならない方策を講ずること、3) 妊娠が成立したら羊水を採取し、その細胞を培養して染色体を分析し、妊娠をモニターすること等である。なお、体外受精の実施に関しては、1) 卵を複数個採取すること、2) 採取卵の取り扱い（残った卵の処置）、3) 複数の受精卵の移植の可否、方法、移植時期等を検討し、厳重な監視のもとにコントロールされる状態が考慮されるべきである。

ヒトの場合、染色体異常をもった受精卵の割合が高く、このような異常胚は胚発育不全、着床不能あるいは流産の形で陶汰される。そして、自然選択を生き抜いた受精卵には奇形などの障害は少ないので、体外受精は積極的に推進すべしとの賛成論を展開された。

大黒成夫教授や内田孝宏教授も慎重にということで、積極的に待機論や延

専門委員の意見

期論を述べられたわけではなかった.

　出生児の先天異常発生頻度についての質問があったので，第2回委員会のときの回答も含めて，宿題として申請者が調べた結果を報告した.昭和57年5月現在で，イギリス，アメリカ，オーストラリアをはじめ全世界10ケ国の出生児は101例あり，奇形の発生頻度は自然妊娠時のそれを上回るものではないが，大血管転位という重篤な心奇形が1例発生していた (Wood et al, 1982).この頻度について厚生省に問い合わせたところ，心臓の先天奇形の専門家の意見によれば異常に高率であるという.安全性に問題ありとして議論が紛糾し，1000例の出生児が出るまで延期するという待機論まで出るに至った.このとき梶井教授は，1000例まで待っても結論は恐らく出ないだろうし，体外受精の方が自然妊娠よりむしろ有利な面もあるから推進すべしとのコメントを述べられた.

　第8回委員会では女性の立場から2人の専門委員の方が意見を述べ，これまでの委員会ではあまり触れられなかった点について鋭い指摘があった.
　評論家の樋口恵子氏は，女性にとって子は夫婦の鎹 (かすがい) 的な存在であり，子を生んで育てることを生き甲斐としている女性が多い.子を持ちたいという本能は生理的に男性よりも女性に強い.日本社会における女性の経済的自立の基盤が脆弱なので，夫婦の安定を求めるという意味で，女性が子を望むのは無理からぬことである.国際婦人年に先立って行われた，女性の生き甲斐とは何かという総理府調査 (昭和48年) では，男性の第1位が仕事であるのに対し，既婚女性の断然トップが子供であった.
　日本女性の地位について樋口氏は，「日本女性の人権は未だしの感がある.妻の座，母の座といった座権は強い」との表現をよく使うが，女性の就労実態を国別にみると，日本は出産と育児のために中断する中断再就職型である.韓国は儒教的で，結婚したら仕事を持つなという考え.欧米では程度の差はあっても，基本的には女性は何時でも働けるという考え方である.確かに子供を持つことは大きな喜びであり，男性と根本的に異なる点である.しかし高齢化社会を迎え，母として以外の生き方を持たざるをえない時代が到来している.

体外受精プログラムの審査と判定

　女性が子供を持ちたいという願望の根源は，1) 女として子供を生み育てたいという本能，2) 婚姻関係の安泰を含めた女性の地位の担保，3) 子供を持たないことに対する世間の目，つまり社会的強制，の三つがある．

　他方，子供を持たない生き方も認められてよいので，人為的介入の色彩の濃い体外受精に関しては，反対とまでは言い切れないが，慎重にしなければならないと考える．「母に非ずんば女に非ず」といった因習的な考えに捕われないような歯止めをかける必要がある．子供が家庭の太陽として育てる喜びなど，良い面ばかりを見てはいけないので，マイナス面，暗黒面も充分時間をおいて夫婦に考えさせるよう指導することが必要だ，など，女性の立場からの鋭い論評があった．「おらが息子は火事より怖い」「子を持てば75度泣く」「子ゆえの闇」などの諺が語るように，子を持つことによる女性の苦難の道もあることを十分自覚しておかねばならないことを当事者に十分話しておく．子を持ちたいという気持ちが衝動的であってはならぬので，体外受精に頼らずに人事を尽くして天命を待つということも心得ておくよう，また体外受精児であることを告知するかどうかなどの精神的サポートもアフターケアとして重要との見解を示された．そして，産まれてきた児に対する配慮が計画的になされる制度が望ましいとも付け加えられた．

　西野瑞穂・徳島大学歯学部教授は，樋口恵子氏の見解を受けて，「子は夫婦のかすがい」という言葉は生きているとしたうえで，子供を産み育てるという原始的欲求は率直に認めなければならないし，大切にしなければならない．しかし，これは難事業であるが，子育てによって親も成長する．基本的に体外受精は不妊治療の一環として認めても良いが，1) 正式な夫婦に限定，2) 子供を生み育てるだけの条件が整っていること，3) 医学的説明を十分行い，体外受精によって将来おこるかも知れないマイナス面，危険度を説明する，4) 冷却期間をおく，5) 取り出した精子，卵子に対し優秀な子供を得るための優生学的操作の禁止，6) 代理母への将来的発展は不可，等の条件をつけられた．

　第9回委員会では報道関係者，宗教家（カトリック），精神科医の3氏からのヒヤリングが行われた．

専門委員の意見

　藤井チズ子NHK社会教育部チーフディレクターは，NHKの立場を離れて女性としての立場と，普通の女性が体外受精に対してどんな感触を持っているかの聞き込み調査結果を伝えるとの立場から意見を述べられた．結論的には，ご自身は体外受精に対しては消極的賛成論者であることを表明されたうえで，10項目の条件を付けられた．1)夫，妻双方の強烈な合意が必要，2)夫以外の精子を使わないこと，3)妻の年齢と健康を考慮すべき，4)障害児が生れる可能性について，動物実験を含めて検討，5)子育てについて，出産後のアフタケアーに配慮すべきであること，子育てがうまく行って初めて成功かどうかがきまる，6)遺伝子操作は排除すべきこと，7)患者の要求と医者，患者のモラルの問題，8)科学者の探究心が人を対象とする実験的医療行為をどんどん進めて行くと，人間が侵してはならない聖域に踏み込んでいくことが許されるのか，今問題になっている脳死と同じく，生命は何時宿るのかについてある線を決めて欲しい，9)日本人は縁を大切にするので，親子の絆という考えも踏まえて，体外受精は慎重にやっていただきたい，10)情報公開とプライバシーの問題について，患者が望まない場合には姓名を明かしてはいけないことはもちろんであるが，医学的，科学的にどういう処置が行われたかについては情報公開して欲しい，などの項目である．そして今後は，不妊症の原因を研究して体外受精によらない不妊治療を開発して欲しいこと，現在の養子制度についてもっと考えることも必要であるとの希望を述べられた．

　平井信義・大妻女子大家政学部教授は，児童心理学者でカトリック教を修めた産婦人科医である．まず倫理委員会が出来て検討されることは大変結構であるが，得てして先細りする可能性が高いので続けていただきたい，と表明された．生れた子供が成人するまで，できれば20歳になるまで，この委員会を継続して見届けていただきたい．子供の人格の形成には，両親特に母親の愛情や性格が出生直後から反映し，乳児期，幼児期(3歳未満)，思春期を通して生育期全般に及んでいる．自分が体外受精で生まれた子供であることから来る精神的打撃は大きく，思春期に色々な問題を起こす原因となる可能性がある．そこまで追跡調査しなければならない．体外受精そのものに対する賛否については言及されなかった．

体外受精プログラムの審査と判定

　尾島信夫・聖母女子短期大学教授はキリスト教カトリック宗派の立場から意見を述べられた．第1に，カトリックでは配偶者間人工授精（AIH）も非配偶者間人工授精（AID）も認めていない．その理由は，家庭の聖なる尊厳のある部分を生物学的な実験室に変えてはならないからである．尾島氏自身は慶応大医学部の出身だが，直接の師である安藤畫一教授は人工授精を「窮余の一策」ということで始められたようである．尾島氏自身は不妊症の治療に全く関わらなかったわけではなく，部下の医師に行わせ，不妊症全体の32.8%に妊娠が成立した．体外受精の適用対象とされる卵管閉塞に対しては，卵管疎通法といって水溶液に蛋白分解酵素やストレプトマイシンなどの抗生剤を加えて，手の圧力で薬液を卵管に押し込むという方法で治療をおこなった．この方法を1年間行い良くなっていればさらに続け，ダメなら卵管の手術をするという方針であった．もし体外受精をするとすれば，それから先の治療法ということになる．体外受精が必要なのは全不妊患者の5%以下と推定される．

　第2に，体外受精は不妊治療と言われているがこれは間違いで，人間を治療することではなく人間を造ることに加担することになる．卵管の具合が悪いのを体外受精で治療するというのであれば，子宮の具合が悪いのを助けることも治療ということになる．将来は子宮の代わりにフラスコを使ってベビーが出来る可能性もある．フラスコで育つところに，人間の尊厳があるのか．

　第3には奇形発生についてである．体外受精研究者は世界的に非常な誤りを犯していると言いたい．というのも，どの研究者もサルでの実験を殆んどやっていないことが問題である．厚生省では薬物の催奇形性検定にマウスやモルモットでの実験結果を重視しているが，人間のデリケートな精神作用の異常がマウスに現れるのだろうか．米国の統計によると，生れてから5年経つと白人でも黒人でも奇形率が生れたときの3倍になると言うことである．だから，5年経ってみないと本当のことは判らない．すでに125人（当時）の子供が生れているので，今からサルの実験をするには及ばないが，4年とは言わないまでも3年でいいから奇形の問題を観察して欲しいと思う．

　要約すれば，カトリックの立場から，体外受精は治療行為とは見做し難いという強固な反対論を展開されたこと，そして，不妊の原因究明が優先で安

易に体外受精に走らないこと，たとえ卵管の通過障害があっても，その治療をまず行なってみる必要があること，最後に奇形発生について見極めるまで，体外受精の開始をあと少なくとも3年待ってもらいたい，との3点を強調された．

このように個々の専門委員からはそれぞれの立場から貴重なご意見をいただいたが，最後の総括的な見解を伺って置きたいという宮尾委員長の意を受けて，当時，科学技術会議・議員で医の倫理に格別の関心を持っておられた岡本道雄先生（元京都大学総長）にお願いした．しかし，「倫理委員会の趣旨は大変立派だが，学術政策の最高責任者の立場にあるので，私見を述べることは差し控えたい」とのことであった．残念ではあるがもっともなことであり，総括見解を求める場は設けられなかった．

3 倫理委員会判定

昭和58年4月12日，委員会判定が下された．判定は「条件付き許可 ただし1-9の付帯条件を遵守すること」であった．提示された遵守すべき「付帯条件」を纏めて表示してある（**表12**）．

これらの付帯条件は申請課題を遂行するうえで必要かつ充分な医学的，倫理的条件といえる．そのうち条件1で本法が「医療行為」と認定されたことは，当然のこととは言えその意味は大きく，体外受精・胚移植が不妊治療として認知されたことになる．条件8は専門委員の意見を反映したものと受け止められる．

倫理委員会判定の公表に際して，宮尾益英倫理委員会委員長が談話を発表した（**表13**）．その中で特に出生児に対する社会の温かい配慮を求めて，「本法の実施を受けた夫婦および出生児が直面すると予想される精神的，肉体的，家庭的および社会的諸問題との対応については医療担当者や医療機関の能力を超えるものがあると考えられる．したがって本法実施前から出生児の

表12 委員会判定の「付帯条件」

1 ヒト体外受精卵子宮内移植法（以下本法という）を厳密に「医療行為」に限定して実施すること
2 本法の実施にあたる医療チームは，目的達成に必要かつ充分な知識と技術とをもつ医師および技術員であって，各専門分野ごとに十分対応できる組織が構成されていること
3 本法の実施に当たっては十分な施設・設備が整備されていること
4 本法の実施は，その全過程にわたって，指揮に当たる医師が責任を負い得る状況の下で行われること
5 本法を実施することができる対象は，次の各項に該当する者に限ること
 （1）申請書における絶対的適応者で手術的あるいは保存的療法もしくはそれらの併用によっても妊娠の見込みのない者．ただし，将来本法が確立された段階においては，申請書における相対的適応の承認も考慮する
 （2）法律上の夫婦であって，双方ともに実子をもつことを熱望しており，本法の実施および育児に伴う精神的，肉体的，年齢的および経済的な負担に耐え得ると判断される者
 （3）本法の実施方法とそれに通常伴うリスク，現時点での成功率，先天異常発生の可能性，目的達成のためには本法の反復実施の必要があるかも知れない点，経費の負担，その他必要な事項について十分かつ適切な説明を夫婦が同時に受け，一定の考慮期間を経た後，自発的意思に基づく本法実施の依頼書と卵採取術の同意書を夫婦連名で提出する者
6 採取された卵および精子ならびに受精卵は，本来の目的以外に使用し，または使用させないこと
7 本法実施の過程で遺伝子操作およびそれに類する一切の操作を絶対に行わないこと
8 本法の実施対象となった夫婦および出生児のプライバシーの権利は最優先されねばならない．本法の実施関係者は夫婦および出生児にかかわる一切の秘密をもらさないこと．本法による出生児は社会的関心を集めることが予想されるが，むしろ「ふつうの子供」として成長し得るよう慎重に配慮すること
9 申請者は本委員会の求めがあれば，この条件の順守に関する報告書を本委員会に提出すること
10 上記の各条件に違反した場合は，承認が取り消されることがある

表13　倫理委員長談話（昭和58年4月12日）

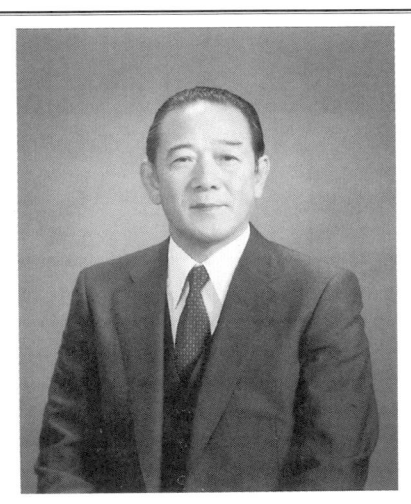

倫理委員会判定の公表
に際しての委員長談話

徳島大学医学部長
倫理委員会委員長
　　宮尾　益英　教授

1. 昭和57年12月9日制定の徳島大学医学部倫理委員会規則によって本委員会が発足した．
2. 昭和57年12月14日産科婦人科学講座森崇英教授から「ヒト体外受精卵子宮内移植法」（以下「本法」という）の実施計画について倫理審査申請書の提出があった．
3. 同日，本委員会は，この申請書を受理し，倫理的，社会的観点からの審査を開始した．その後，医学研究者，生物学者，宗教家，法律家，報道関係者，評論家，児童教育学者等15人（うち女性3人）に及ぶ各界の権威を専門委員に委嘱し，体外受精についての意見を伺い熱心な討議が行われた．
4. その間，全国及び地元の報道関係者の関心が高く，論議の内容や問題点などについてかなり詳細な報道が行われた．
　　また，地元一般県民の関心も強く，集会，後援会，投書，アンケート調査その他の形で論議が高まり世論の結集に役立ったことは，本委員会としても幸いであった．
5. 本委員会は，本法が多様な価値観を有する国民各層からいまだ必ずしも圧倒的支持を得るに至っていないことに鑑み，医療面のみならず広く社会全般に及ぼす重大な影響を考慮し，本法の実施にあたって厳重な条件を付した上で，医療行為の枠内で認めることとした．申請者にも本法実施に伴うマイナス面を最小限度にとどめるよう最大の努力を払うことを求める．
6. 申請者は，本法がいまだ完成の域に達した技術でないことを認識し，不妊治療の最後の手段と考えられる場合に限定して行うことを求める．
　　従って，先天異常の発生防止，その他本法に関連する知識と技術の一層の向上改良に今後真剣に努力することを望む．
7. 本法の実施を受けた夫婦及び出生児が直面すると予想される精神的，肉体的，家庭的及び社会的諸問題との対応については医療担当者や医療機関の能力を超えるものがあると考えられる．
　　従って本法実施前から出生児の成人に至る経過全体にわたって，夫婦及び出生児の相談を受け，また必要に応じて適切な処置をとることが不可欠と考えられるので，これらの対応措置が早急に実現できるよう国の配慮を期待したい．

成人に至る経過全体にわたって，夫婦および出生児の相談を受け，また必要に応じて適切な処置をとることが不可欠と考えられるので，これらの対応措置が早急に実現できるよう国の配慮を期待したい」と，いかにも小児科医らしいコメントを付け加えている．

「はじめに」で述べたように，この倫理委員会設置の命題は二つある．一つは実験的医療に関わる生命倫理委員会の新設であり，もう一つは人の誕生に関わる生命倫理に対する社会規範をどう定めるかということである．前者の命題に対する根拠にはヘルシンキ宣言がある．これは第2次大戦後の生命倫理のバイブル的な指針書である．体外受精・胚移植法は確立した医療技術とは言えないので，ヘルシンキ宣言でいう「ヒトを対象とした実験的治療」に相当する．そこでヘルシンキ宣言の趣旨に則った「独立した委員会に研究的治療計画を提出のうえ，その指針に従う」とした基本方式を採ったのである．第二の命題に対する指針的なものとして唯一存在するのは，ワーノック報告であった（**資料2**）．人の誕生に関わる生命倫理に対する社会規範をどう定めるか．それはヒトの卵子，精子，胚などの生殖細胞を取り扱う研究と医療の実践上の問題であり，生殖医療と生殖医学研究に特化した問題である．この問題は生殖倫理の根幹に触れるので，最終章で考察してみたい．

4 判定に盛り込まれた諸原則

委員会判定に盛り込まれた諸原則には，**表14**に掲げた六つの条項がある．

◆医療行為との認定

体外受精・胚移植法を「医療行為」と認定したことで，治療的有用性と倫理的妥当性が認められたことになる．体外受精に対する宗教界の教義や見解も分かれていたので，この認知の社会的意味は大きい．すでに触れたように，ローマカトリックは認めてはいなかったが，英国国教会は正式に認めていた．カトリックの公式見解は体外受精第1児が誕生してから9年後の1987（昭和

判定に盛り込まれた諸原則

表14　委員会判定の諸原則

1	医療行為として認定―配偶子，胚の目的外使用の禁止
2	安全確保の原則―母体，胎児，出生児の安全性
3	生命倫理保持の原則―遺伝子操作の禁止
4	自発的意思決定の原則―インフォームド・コンセント
5	プライバシー擁護の原則―不妊夫婦，出生児に対する配慮
6	公開の原則―社会への情報提供・パブリックコメント

62）年3月に公表された．その3月12日の京都新聞紙上で（ローマ11日発，上田・共同特派員），「ローマ法王庁が十日，体外受精を全面否定する公式文書を発表し，地元では大きな反響を呼んでいる」旨報道されている（**資料1**）．倫理委員会判定では付帯条件6で配偶子や胚の目的外使用を禁止することにより，医療行為に限定という条件で認めている．

◆安全確保の原則

　新しく開発された治療法の適用に際しては，安全確保は配慮すべき必須の条件である．とりわけ新しい生命の誕生を取り扱う生殖医療では，母体だけでなく胎児や新生児の安全性を評価，確認しておかなければならない．全世界101例の臨床例で先天異常の発生率が自然妊娠での発生率を上回ることはないとしても，母集団があまりに小さいので的確な疫学的判断もできない．第2回と第7回委員会で先天奇形の問題が論議の対象となったが，全世界の出産児数が1000例に達するのを待つか，101例での集団における異常発生率にもとづいて判断するかは大変迷うところである．外国の事例に期待することは日和見的であり，ある意味では非人道的との批判を招きかねない．ここに生殖医学における臨床研究の難しさがあり，臨床研究としての限界がある．倫理委員会設置の理由の一つが，異常児が生まれたときの責任論であった．専門委員の見解では例数は充分とは言えないが，先延ばしするほどのリスクは見込まれないとの判断であった．

◆生命倫理保持の原則

　遺伝子操作をしないということである．生殖細胞に対する遺伝子治療は次

世代の安全性に関わる一方，優生学的悪用も意図的に行われるかも知れない．体細胞に対する遺伝子治療の試みは一定条件の下に許諾されているが，生殖細胞に対する遺伝子操作は「大学等における遺伝子治療臨床研究に関するガイドライン（文部省）」と「遺伝子治療臨床研究に関する指針（厚生省）」が一本化され，「遺伝子治療臨床研究に関する指針（文部科学省，厚生労働省，2002）」により禁止されている．

◆自発的意思決定の原則

いわゆるインフォームド・コンセントであって，充分な説明を受けたうえで，不妊夫婦自ら熟慮して受療者自身の意志で決めて貰うという原則である．今では至極当然のことであるが，因習的な社会では主治医の勧めに逆らってなかなか否とは言い難い風潮があった．充分な説明というのは，母体だけでなく生れ来る子に生じるかも知れない先天異常も含まれている．従来の医師による主観的倫理判断から，倫理委員会という客観的判断に転換した主要な理由の一つも，先述のように先天異常児が生まれた場合の責任論にあった．生れて来る子供に対するリスク評価をしうる充分な疫学調査データのない状況下にあって，責任の所在を明確にすることは不可能である．できることは患者に現況を詳細に説明したうえで，患者自身に決めて貰うこと，技術レベルを高めておくこと，事前に倫理委員会などで客観的評価を得ておくことでる．あとはベストを尽くして患者の要望に応えるしかない．

◆プライバシー擁護の原則

情報公開の原則と相容れない矛盾点もあるが，それぞれ独立して遵守されるべき原則ではある．しかし生殖医療に関するかぎり，特にプライバシーが最も守られるべき原則であり人権侵害にもなりかねない際どい問題を孕んでいる．東北大学の第1例が実名報道された事件については6章で触れることとし，ここでは報道における情報公開とプライバシー擁護の在り方についての原則論に留める．医療技術そのものは公共の共有財産であるとしても，受療者の名前を特定しないことを原則とする．例外的に特定するとしても（英国の第1例は堂々とむしろ積極的に公開したが），その範囲や条件について事前に当事者の了解を得ておくことが前提である．このように個人のプライバ

シーを侵害しない範囲に限定すれば，二つの原則は両立するのではないだろうか．

◆公開の原則

　徳島大学倫理委員会規則第7条には，「第4項：委員会が必要と認めたときは，委員会は公開することができる，第5項：審査経過および判定は記録として保存し，委員会が必要と認めた場合は公表することができる」と規定されている．この条項は社会への情報提供やパブリック・コメントを求める精神と方式を明確に打ち出しているといえる．梅田論文では公開の原則を打ち出したことに対し高く評価している（梅田，1983）．当時の医学界全般を通して，その閉鎖性や密室性が問題にされることがままあったが，私はむしろ透明化した方が一般社会に理解され易いとの考えを持っていたので，患者のプライバシーに係ること以外は研究室での取材も含めて原則として開放していた．

5　体外受精の実施に関する国会での議論

　体外受精の臨床応用については国会でも質疑応答があった．体外受精の実施基準の作成の在り方を巡って，昭和58年4月25日，参議院決算委員会で取り上げられ，質問者である小西博行議員と政府委員の大崎仁・文部省学術国際局長との間で幾つかの質疑応答があった（第98回国会・参議院決算委員会会議録第8号，昭和58年4月25日）．

◆徳島大学における倫理委員会設置に対する評価について

　質問者は，体外受精の研究実践で医師と患者の信頼関係という意味からどのような配慮が必要かを質したあと，「……今の日本の大学の中では，徳島大学 ── 徳島大学方式というふうに言われるそうでありますけれども ── がやはり倫理委員会なんかを設置していると，このように思うんでございますけれども，東北大学となりますとこれは全く内部だけで考えてやっておら

れる．この辺で私は非常に心配なわけですね．しかもさっきおっしゃったように，十何ぼの大学がもうすでにどんどん研究をやっていると，こういう事実を踏まえまして，徳島大学のこの倫理基準案といいますか，こういうものに対してはどのように評価しているのか，この点をお伺いします」との質問がなされた．

　これに対し，回答者の大崎仁・政府委員は，「……東北大学あるいは産婦人科学会等幾つかの場所でそのような試みがなされておるわけでございますが，そのような試みの中では徳島大学における基準の検討のプロセスから，出来上がりましたものも含めまして，最も整備した形で検討がなされ，成案が得られたのではないかというふうに考えておるわけでございます」と答えている．

◆体外受精の実施基準の作成について

　さらに成功率が非常に低いことに言及したあと，「……それだけに私は今のこの倫理の問題というものは非常に大切ではないかと，特に徳島大学の場合には医者だけじゃなくて，宗教家とかあるいは児童心理学者あるいは法律家，そういういろんな方，大学以外の方も賛同していただいて，そしてしかもそれが十五人も専門のいろんな分野から来ていただいて，そしてこうあるべきというような，一つの基準案みたいなものをつくっているんですね．その問題に対して，せめて，これが最高であるというふうに私は思わないんですけれども，せめてこういう段階の程度はもう文部省の方で指導する場合に，私はこれは必要だからぜひやりなさいというような方向づけできないんだろうか．その一番早いのがこの東北大学の内部でそういうものをつくっているという問題，この辺の比較においてどのようにお考えでしょう．もう現実に今進んでいるわけですね，研究は」との質問を発した．つまり，「体外受精を実施するに当り，文部省の方でその必要条件を示して基準作成の指導をできないのか」という意味の質問と解される．

　これに対し回答者は概ね次のように答えている．「医学部や教室レベルでそれぞれ基準を作っている現状であるが，全国共通の明確な基準という形にいつの時点でするのが適当かについては，日本産科婦人科学会でも検討が進んでいるようであるのでもう少し推移を見守りたい．目下技術の進歩が非常

に早いので，研究上の倫理基準というよりは，むしろ医療行為上の基準という観点から作成する方向で検討した方がよいと考える」「生物医学的研究に対する国際的ガイドラインとしてヘルシンキ宣言があるので，それを踏まえての基準作成が望ましい」との答弁がなされた．

◆その他
　先天異常への対応，公開の原則，女性委員の任用，出生児への配慮などについて活発な質疑応答があった．これらは徳島大学倫理委員会の成立と審査過程で積極的な議論がなされたテーマである．

6　産婦人科学会の見解作成に対する役割

　徳島大学倫理委員会の判定は，体外受精の実施基準モデルとして産婦人科学会をはじめ体外受精をスタートする大学などに対して，決定的な影響を与えたかに見える．昭和58年4月に判定が公表されるや，産婦人科学会は直ちに「体外受精等に関する委員会」を理事会内委員会（鈴木雅洲委員長，飯塚理八副委員長以下14名）として設置し，学会としての会告制定のため5月24日の第1回委員会を皮切りに始動した（表15）．これに先立ち昭和57年8月，第36回学術講演会の宿題シンポジウムで，「卵の側からみた受精と着床をめぐる諸問題（可能なかぎりヒトにおける諸現象をとり扱うことが望ましい）」を課題として取り上げている以上，体外受精・胚移植に対する学会としての明確な指針を提示しておく必要があるとの判断からであった．委員会は19名の有識者から意見を聞くなど精力的に活動し（表16），同年10月，「体外受精・胚移植」に関する見解を会告として公表した．さらに，条項に対する解説（考え方）が昭和59年3月の第4回委員会で承認決定されている（表17）．

　学会が体外受精を公式の宿題シンポジウム課題に取り上げた以上，直結する学術活動に対する規制などについて学会見解を正式に表明する責任がある．日本産婦人科学会にとって，徳島大学倫理委員会の活動と判定結果は大

体外受精プログラムの審査と判定

きな意味を持つこととなった筈である．引続いて同委員会は，昭和60年3月「ヒト精子・卵子・受精卵を用いる研究に関する見解」（**92頁表20**）も公表することになった．この流れが日本産婦人科学会に倫理委員会を設置する先駆けとなったといえる．そして，平成元年に理事会内委員会として「生殖医学の登録に関する委員会」が，さらに平成5年から「診療・研究に関する倫理委員会」に発展し，平成11年度から常置の「倫理委員会」と改変・成長して現在に至っている．今から振り返ってみると，恐らくは我が国における学会レベルでの倫理委員会の魁でもあったと考えられる．

表15　日本産婦人科学会・体外受精等に関する委員会

委員長：	鈴木　雅洲 （東北大学）		
副委員長：	飯塚　理八 （慶応義塾大学）		
委員：	磯島　普三 （兵庫医科大学）	高木　繁夫 （日本大学）
	岩崎　寛和 （筑波大学）	竹内　正七 （新潟大学）
	木下　佐 （東邦大学）	森　崇英 （京都大学）
	坂元　正一 （東京大学）	佐藤　和雄 （東京大学）
	品川　信良 （弘前大学）	鈴木　秋悦 （慶応義塾大学）
	須川　佶 （大阪市立大学）	佐藤　章 （東北大学）

「体外受精等に関する委員会」は昭和58年4月理事会内に設置された委員会である．第1回委員会は昭和58年5月24日開催され，徳島大学医学部倫理委員会規則，東北大学医学部産婦人科の体外受精・胚移植に関する憲章並びに，本学会会告の体外受精並びに受精卵の移植に関する研究の留意事項を参考にし，本学会としての「体外受精・胚移植」に関する見解の作成の草案を作成した．この草案に対し，種々の先生方（別表）に御意見を聞くことにした．

第2回委員会は昭和58年6月6日開催し，専門分野の諸先生方の御意見を十分に考慮し，見解の原案を作成した．この原案は昭和58年度第2回理事会（昭和58年6月18日）において承認され，日産婦誌（昭和58年10月）に会告として掲載された．

しかし，体外受精・胚移植の臨床応用が，生命倫理の基本に関る医療行為であるため，この見解がより正しく理解される目的で，この見解に対する解説を作るため，第3回本委員会が昭和58年10月3日開催された．まず，解説文の草案を作成することになった．

第4回本委員会が昭和59年3月3日開催され，解説文に対する討議がなされ，原案は，第4回委員会において承認され，学会誌に掲載することに決定した．

第5回本委員会は昭和59年4月2日開催された．ここでは，"体外受精・胚移植"に関する見解"に対する考え方（解説）は，あくまでも臨床上の問題であり，研究上での，精子・卵子受精卵の取り扱いに対する見解を作成する必要から，意見が述べられ，草案を作成した．

表16　日本産科婦人科学会・体外受精等に関する委員会の意見お伺い先
(昭和58年10月)

氏　名	専門分野	氏　名	専門分野
入谷　明	京都大学農学部家畜繁殖学教授	三浦告春	弘前大学医療短期大学部助教授（倫理，哲学）
古山順一	兵庫医科大学遺伝学教授	吉川友能	弘前大学医療短期大学部講師（教育学）
清水洋一	毎日新聞編集委員	楠　正弘	東北大学文学部哲学科宗教学宗教史講座教授
斉藤伸久	NHK名古屋		
清水　勲	読売新聞科学部記者	幾代　通	東北大学法学部法学科民法第三講座教授
柴田鉄治	朝日新聞		
田村和子	共同通信科学部記者	人見康子	慶応義塾大学法学部教授
足立　明	河北新報社報道部長	行天良雄	元NHK論説委員
外村　晶	東京医科歯科大学難病研遺伝学部門教授	中谷瑾子	慶応義塾大学法学部教授
		饗庭忠男	弁護士
末広敏昭	弁護士	中川米造	大阪大学医学部環境医学教授

表17　日本産科婦人科学会「体外受精・胚移植」に関する見解
(日本産科婦人科学会・会告　昭和58年10月)

「ヒトの体外受精ならびに胚移植等」(以下本法と称する)は，不妊の治療として行われる医療行為であり，その実施に際しては，我が国における倫理的・法的・社会的な基盤を十分に配慮し，本法の有効性と安全性を評価した上で，これを施行する.

1　本法は，これ以外の医療行為によっては妊娠成立の見込みがないと判断されるものを対象とする.

2　実施者は生殖医学に関する高度の知識・技術を習得した医師で，細心の注意のもとに総ての操作・処置を行う．また，本法実施前に，被実施者に対して本法の内容と予想される成績について十分に説明し，了解を得た上で承諾書等に記入させ，それを保管する.

3　実施者は婚姻しており，挙児を希望する夫婦で，心身ともに妊娠・分娩・育児に耐え得る状態にあり，成熟卵の採取，着床および妊娠維持が可能なものとする.

4　受精卵の取り扱いは，生命倫理の基本にもとづき，これを慎重に取り扱う.

5　本法の実施に際しては，遺伝子操作を行わない.

6　本法の実施に際しては，関係法規にもとづき，被実施者夫婦およびその出生児のプライバシーを尊重する.

7　本法実施の重要性に鑑み，その施行機関は当事者以外の意見・要望を聴取する場を必要に応じて設ける.

第 5 章

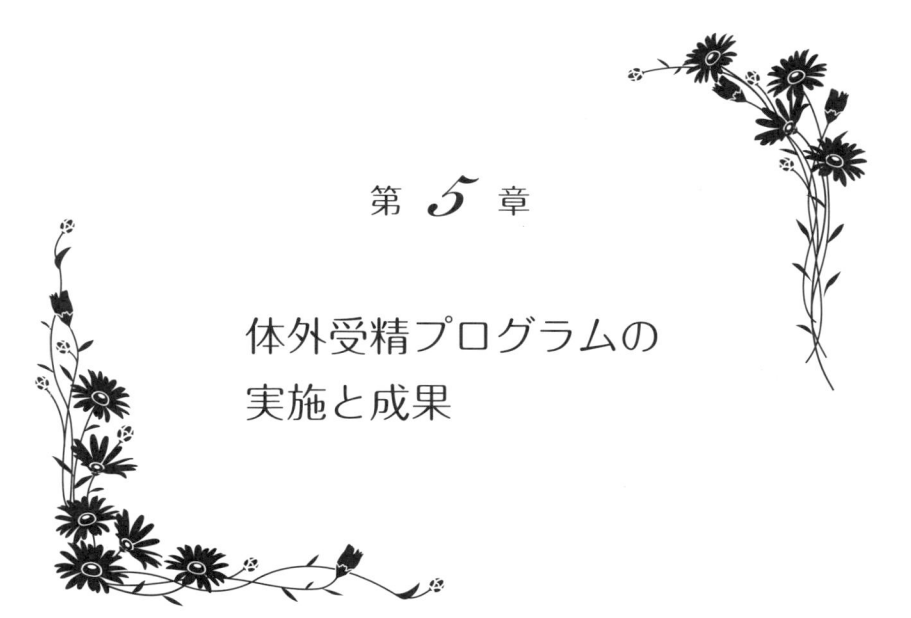

体外受精プログラムの実施と成果

1 徳島大学プログラム妊娠成功第1例の公表

　昭和58年8月6日午後4時30分より徳島大学医学部長室において，宮尾益英・倫理委員長同席の下に，妊娠成功第1例の公表を行った．

　内容の主旨は，「徳島大学医学部産婦人科学教室は，昭和57年12月14日付けで申請した「ヒト体外受精卵子宮内移植法」に対し，昭和58年4月12日に出された「条件付許可」の判定を受けて，実施基準に則って5月8日に体外受精の臨床応用をスタートした（図7）．以来，腹腔鏡施行例にして8例目，胚移植例にして6例目に着床に成功，8月3日超音波断層法により胎児心拍動を確認し，95％以上の確率をもって妊娠継続可能と判断されたので，経過のあらましを発表する」としたうえで，表18に記載の通り公表した（図8）．

　前述の通り，プログラムの実動後，採卵にして8例目，胚移植にして6例

表18　徳島大学プログラム・妊娠成功第1例の公表

　昭和58年8月6日午後4時30分より徳島大学医学部長室において，大要，下記のごとき内容を報道関係者に公表したので報告する．なお公表に先立って本学部倫理委員会宮尾益英委員長に事前に発表内容を報告し，発表に当たっては同委員長の同席を得た．

　徳島大学医学部産婦人科学教室では，昭和58年4月12日に出された徳島大学医学部倫理委員会の実施基準に従って5月8日に体外受精の臨床応用をスタートして以来，腹腔鏡施行例にして8例，胚移植例にして6例目に着床に成功，8月3日超音波断層法により胎児心拍動を確認し，95％以上の確率をもって妊娠継続可能と判断されたので，ここに経過のあらましを発表する．

　症例は32歳の徳島県内在住婦人で不妊期間10年，不妊原因は高度の乏精子症であり，過去数回にわたって配偶者間人工授精を試みたが妊娠の成立には至らなかった．そこで，本学倫理委員会判定の絶対的適応に該当するので体外受精・胚移植法による治療に踏み切った．

　昭和58年7月5日2個の成熟卵を採取し，採卵後約5時間の前培養後受精し，2個の受精卵を7月7日午前1時30分に子宮内移植した．7月24日に免疫学的妊娠反応陽性，8月3日に超音波断層法にて1個の胎嚢および胎児心拍動の存在を確認した．8月6日現在妊娠6週5日で順調に経過中である．

　　　　　　　　　　　　　　　　　　　　　　　　　　　　　　　　以上

体外受精
徳島大医学部チーム
福音に高まる期待と不安

婦人と
女たち男たち

図７　徳島大学プロジェクトチーム
（読売新聞　昭和58年４月３日）

昭和58年(1983年)8月6日　土曜日　（夕刊）

徳島新聞
夕刊
徳島新聞社

体外受精
徳大でも妊娠成功
2カ月順調に育つ
32歳、県内の女性
初の乏精子症克服

東京歯科大でも成功

時事柳壇

図８　徳島大学プログラム・妊娠成功第１例
（徳島新聞　昭和58年８月６日）

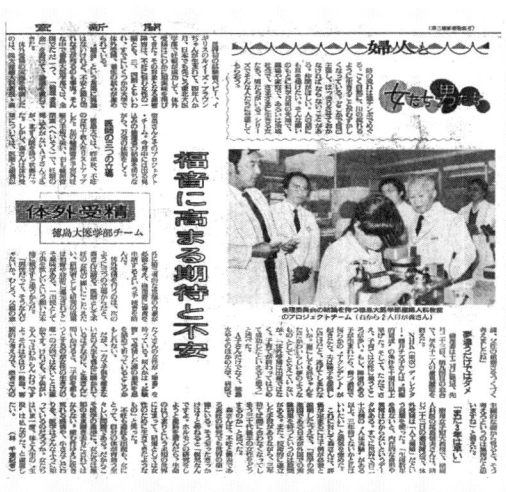

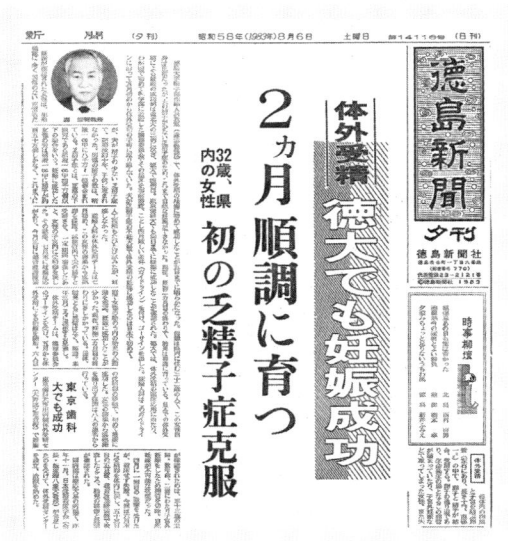

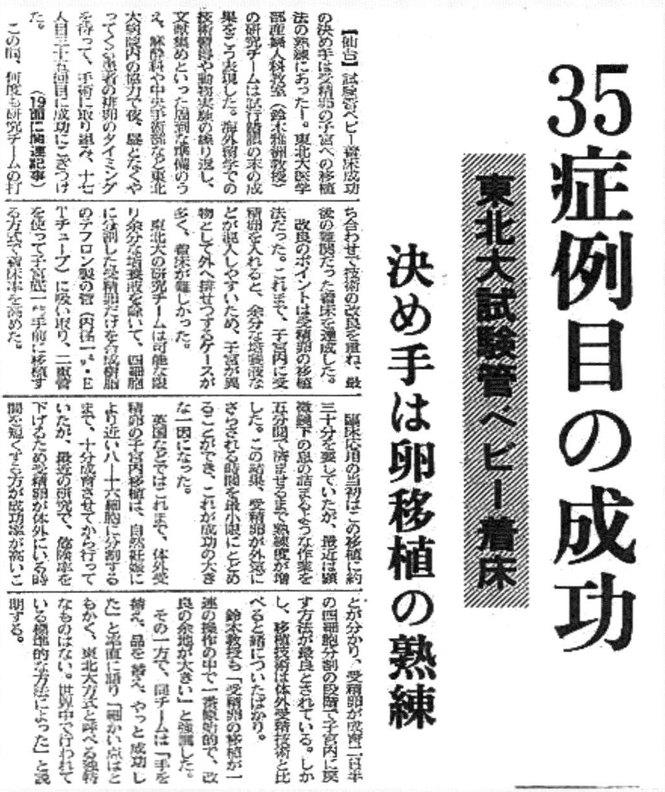

35症例目の成功
東北大試験管ベビー着床
決め手は卵移植の熟練

【仙台】試験管ベビー着床成功の決め手は受精卵の子宮への移植法の熟練にあった—。東北大医学部産婦人科教室（鈴木雅洲教授）の研究チームは試行錯誤の末の成果をこう表現した。海外留学での技術習得や動物実験の繰り返し、文献集めといった周到な準備のうえ、麻酔科や中央手術部など東北大病院内の協力で夜、昼となくやってくる患者の排卵のタイミングを待って、手術に取り組み、十七人目三十五回目に成功にこぎつけた。

（19面に関連記事）

この間、何度も研究チームの打ち合わせで技術の改良を重ね、最後の難関だった着床を達成した。

改良のポイントは受精卵の移植法だった。これまで、子宮内に受精卵を入れると、余分な培養液などが混入しやすいため、子宮が異物として外へ排せつするケースが多く、着床が難しかった。

東北大の研究チームは可能な限り余分な培養液を除いて、四細胞に分割した受精卵だけを合成樹脂のテフロン製の管（内径一ミリ・ETチューブ）に吸い取り、二重管を使って子宮底一センチ手前に移植する方式で着床率を高めた。

臨床応用の当初はこの移植に約三十分を要していたが、最近は顕微鏡下の息の詰まるような作業を五分間で済ませるまで熟練度が増した。この結果、受精卵が外気にさらされる時間を最小限にとどめることができ、これが成功の大きな一因になった。

英国などではこれまで、体外受精卵の子宮内移植は、自然妊娠により近い八—十六細胞に分割するまで、十分成育させてから行っていたが、最近の研究で、危険率を下げるため受精卵が体外にいる時間を短くする方が成功率が高いことが分かり、受精卵が成育二—四日半の四細胞分割の段階で子宮内に戻す方法が最良とされている。しかし、移植技術は体外受精技術と比べると緒についたばかり。

鈴木教授も「受精卵の移植が一連の操作の中で一番原始的で、改良の余地が大きい」と強調した。

その一方で、同チームは「手を替え、品を替え、やっと成功した」と率直に語り「細かい点はともかく、東北大方式と呼べる独特なものはない。世界中で行われている標準的な方法によった」と説明する。

図９　東北大学での体外受精成功を伝える記事
（徳島新聞　昭和57年11月16日）

目の妊娠成立であり，臨床応用に着手して3ヶ月以内の意外に早い成功であった．東北大学の第1例は，プログラムがスタートしてから35回目に妊娠に成功した（徳島新聞，昭和58年3月15日）（**図９**）ことを考えると，明らかに臨床前研究の成果と見做すことが出来よう．ちなみに，世界第1例の場合には，細部に亘る条件設定に必要な症例が含まれていたせいか，70回以上という多数回を要したという非公式情報が流れていた．

2 出生第1例の公表

　第1例の妊娠経過は順調で，昭和59年3月26日，妊娠39週6日，経腟分娩で無事出産した．出生児は体重2768g，身長48.5cmの男児で，母児ともに順調に経過していた．そこで，プロジェクト・チーム全員出席の下に記者会見して公表した（**表19**）．母体症例にして我が国で3例目，出生児症例にして5例目となる．なお，乏精子症例は初めてであった（**図10**，**図11**）．
　ちなみに母体症例第1例は昭和58年10月14日，東北大学・鈴木雅洲教授グループにより，母体症例第2例は昭和59年3月7日，慶應義塾大学・飯塚理八/東京歯科大学・大野虎之進教授らのグループにより出生に至っている．

　出産に際し，取材記者の代表の方からあらかじめ患者に対する質問と喜びの感想を寄せて欲しい旨の申し入れがあった．特に問題となる内容は見当たらなかったので，患者さんに回答をお願いしたところ快諾頂いた．医療チームにとっても倫理委員のメンバーにとっても，感動的な心情に溢れていたので**資料10**に収録しておく．その中で倫理委員会の審議に関しては，「……そして倫理委員会の存在については私達夫婦にとって大きな荒波を受けとめてくれるどっしりとした船のようでした．ほんとうに幸いでした．その船に乗せていただいてやっと港が見えてきたように思います．でも，今一人で生き抜こうとしているわが子にとりまして港は見えたものの決して停泊できたわけではありません．"荒波の中に投げ入れないでほしい""そっとしておいてほしい"それが私達両親の願いです．いろいろな方がいろいろな意見を議論されていました．私達は，この子はたくさんの人々から祝福され，たくさんの人々の力でうまれてきたのだと信じています．……」(原文)と，体外受精という新しい方法によって出産に至るまでの，社会の支えに対し十分な認識と感謝の意が伝わってくる文面であった．

　体外受精・徳島大学プログラムでは，我が国初の施設内倫理委員会方式により，第3者の意見を介して一般社会のコンセンサスを得たうえで実施し

表19　徳島大学プログラム・出産第1例の公表

患者：	32歳　徳島県内在住
不妊原因：	乏精子症
治療歴：	不妊期間10年　数回の配偶者間人工授精を受けたが妊娠に至らず
経過：	倫理委員会の指針に基づき，「ヒト体外受精卵子宮内移植法」の絶対的適応と判定 昭和58年7月4日午後11:30　腹腔鏡による採卵　2個の成熟卵を採取 7月7日午前1:30　1個の受精卵を移植，1個は未受精 7月24日　基礎体温高温相18日目に尿のゴナビス・スライド妊娠反応陽性 8月3日　超音波診にて，1個の胎嚢と胎児心拍を確認　臨床妊娠の成立と診断 プログラムの開始後，採卵8例目，胚移植6例目の妊娠成立　（臨床応用に着手して3ヶ月以内） 公表のため記者会見／昭和59年3月26日　妊娠39週6日，経腟分娩にて出産
出生児：	体重2768g　身長48.5cm　男児 プロジェクト・チーム全員出席の下に記者会見して公表 母体症例にして本邦第3例目，出生児症例にして第5例目 母体症例第1例：　昭和58年10月，東北大学・鈴木雅洲教授グループ 母体症例第2例：　昭和59年3月7日，慶應義塾大学・飯塚理八／東京歯科大学・大野虎之進教授らのグループ 母体症例第3例：　徳島大学グループ，乏精子症は初めて
マスコミ評価：	社会的に認知された手続きによる体外受精児としては初めてとの評価

た．社会的に認知された手続きによる体外受精児としては初めてというマスコミの評価をいただいたことは，医療チーム，産婦人科教室並びに徳島大学にとって大きな喜びと誇りであった．出産第1例公表時の医療チームの表情は晴れ晴れとしていた（図12）．

出生第1例の症例紹介

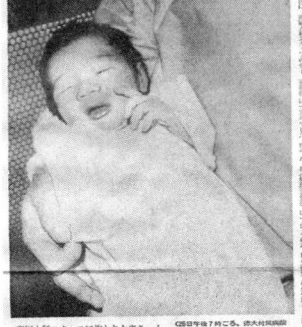

図10　徳島大学プログラム・出産第1例の報道
　　　（徳島新聞　昭和59年3月27日）

体外受精プログラムの実施と成果

ひと

徳島大初の体外受精児を手がけた
森 崇英(もり たかひで)さん

京都大医学部卒。56年4月、徳島大医学部教授。58年9月から、京都大医学部兼徳島大医学部教授。世界保健機関(WHO)卵細胞透明帯抗原研究班員。50歳。

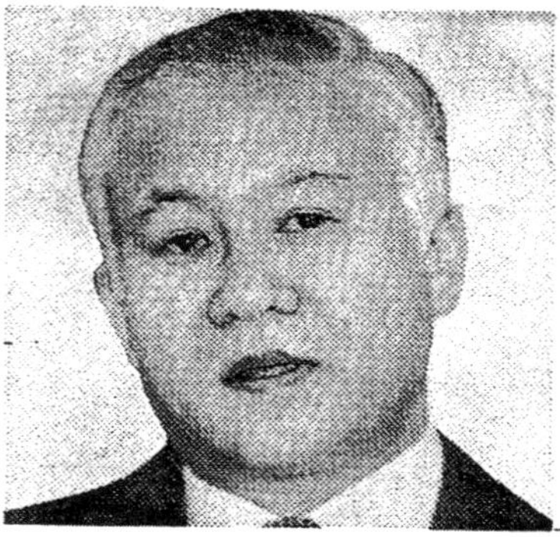

日本の体外受精治療、研究の先駆的存在。京大時代の五十一年には、世界で初めて人間の未成熟卵を体外で成熟させたうえ、受精させることに成功している。率いる徳島大で誕生した体外受精児は全国で五人目。積み重ねた研究の成果は厚いが、「先陣争い」は避け、生命倫理を重視する「先達役」となった。

「これまでの治療は医師と患者間の合意があればできたが、体外受精については違うでしょう。幅広い論議と、医師や患者、そして社会の三者の合意が、どうしても欠かせません」。

他の大学が独自の判断で踏み切ったのに対し、徳島大では「先達」は、議を慎重に転じ、日本産婦人科学会にさっそく強く働きかけ、受精卵の扱いに関する統一基準づくりのけん引車となった。

昨年よりずっとふけてみえるのも。「白眉(はくび)」。長女を幼稚園へ迎えに行って、おじいちゃんと間違われたとき時は苦境に。「体外受精が治療として生きる」と同僚の評。昨夏、世界で初めて、卵細胞の免疫作用による不妊症を究明した。

ところが、この他、基礎研究段階での「無断受精実験」が明るみに出て、えた倫理委員会に事前審査を要請した。「読書の虫のせいでしょう」と同僚の評。

受精卵を子宮に戻すことを前提にしていなかった当時は、生命倫理面からのとらえ方にずれがある。しかし、非は素直に認める。

「体外受精は、まだ改良の余地が多い」。治療法として確立するには、万策つきた時の窮余の策。

医学以外の分野の専門家を交え、強く働きかけ、受精卵の授任期は、今月末までの予定だったが、徳島大のたっての願いで六月末まで延長された。

(吉田 文彦記者)

図11 徳島大学での体外受精児誕生の成功を伝える記事
(朝日新聞 昭和59年3月27日)

図12 徳島大学プログラム・第1児出産時の記者会見
（朝日新聞　昭和59年3月27日）

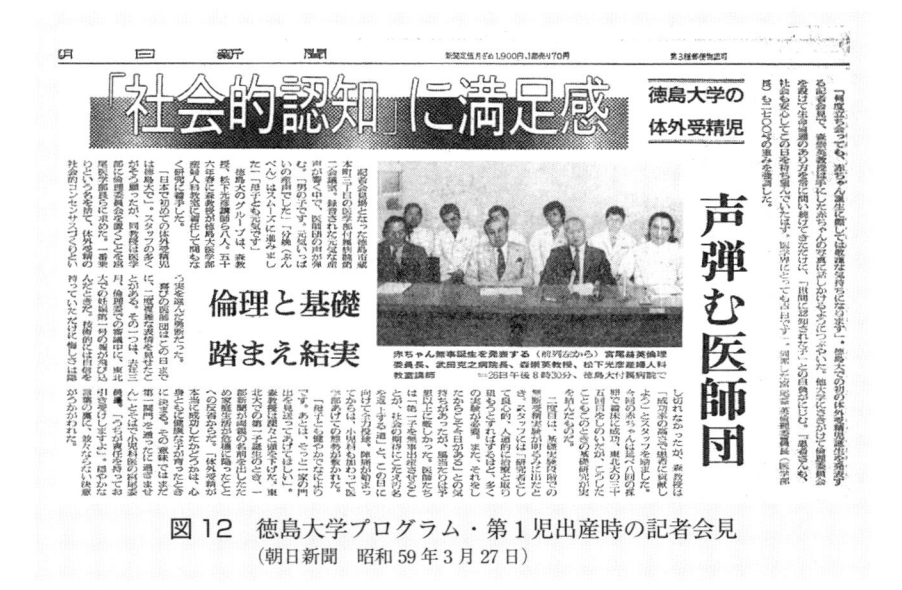

3　体外受精の10年間凍結の提案

　しかし，昭和60年2月25日のサンケイ新聞「文化」欄に，東京大学医学部に研究倫理委員会がうまれたというニュースを受けて，「生殖医学の新しい試み—10年間の凍結を」という見出しの意見を斉藤隆雄教授が寄稿された．斉藤先生は徳島大学附属病院長として徳島大学倫理委員会の枢要メンバーであっただけに，「今更どうして」とかつての関係者なら思ったに違いない．実施凍結提案の主な理由は以下の通りである．
① 大学単位のローカルな委員会ではその能力に限界があるので，全国的あるいは国レベルの指針作成には中央委員会的な組織が必要である．
② 生殖医療についての当初の問題は何一つ解決されていないまま事実だけが先行し，「試験管ベビー」という言葉から連想される恐るべき方向へ進んでいる．

③　学会の見解は専門家集団の自主規制に過ぎず，所詮お手盛りになる．最終の決定権は社会にあるので，市民参加型の倫理委員会で決すべきである．

　社会的コンセンサスを得ることが如何に重要かの認識のもとに，われわれは慎重な手続論を進めてきたつもりである．われわれにとっても，大学にとっても，そして社会にとっても初めての経験であるので，すべてが手探りであった．完全なモデルとするには大きな困難を伴ったが，われわれは前進しなければならなかった筈である．我が国における倫理委員会を立ち上げ，そのモデル造りに奔走した当事者にとって，この記事を拝見して何とも言えない空虚感に襲われたのは私一人だけだろうか．しかし，この見解にも，耳を傾けるべき点がある．論旨の②についての具体的問題点とは何か，生殖医療を専門とする著者にとっては真意を理解できないが，論旨の①と③についての国のレベルにおける倫理委員会の制度の在り方については，最終章で私見を述べることにしよう．

第 *6* 章

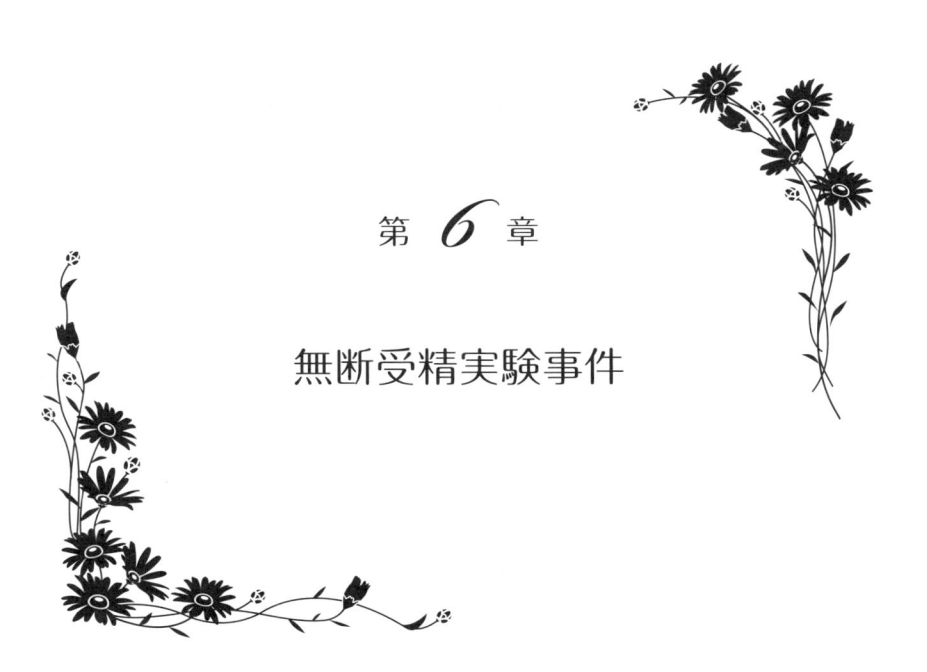

無断受精実験事件

無断受精実験事件

1 事件の発端

　事件は昭和59年3月末に徳島大学第1例の出生予定を目前にした3月5日夜，NHK徳島支局の某記者からの1本の電話に端を発した．その年の夏，私は京都大学へ転任することになり，ちょうどその日は徳島大学産婦人科の同門会である三知会が転任祝賀会を開いてくれたので，その席上だったか胎児と胚の供養を教室の年末行事とすることを提案した．京都大学の婦人科学産科学教室では，流産や妊娠中絶によってこの世に生を受けることのできなかった胎児や実験に供した動物を供養するため，毎年末の忘年会に先立って「袋中庵供養」をする伝統行事があった．年の瀬に1年を振り返りつつ，これらの霊に対して鎮魂する行事である．体外受精の場合にも，この世に生を享受できなかった胚に対して，同様の取扱いをしなければと気に掛かっていたので，そのことを教室の皆さんに提案し，一同快く了承下さった．ちなみに徳島大学での任期は6月末が満了の予定であったので，6月21日，中津峰山の如意輪寺で行うのが適当という当時の鎌田医局長の提案に従って，胎児，胚，実験動物の供養のため教室員の皆さんと一緒に参詣した．

　話を3月に戻そう．NHKの記者から私宅への電話の内容はこうであった．「先生は手術患者の卵巣を無断で受精実験に使っているという証拠を掴んでいる．これは問題であるので，先生を刺そうかどうかと思い悩んでいる．今まで取材でお世話になったけれども，知った以上は報道せざるをえないので悩んでいる」という主旨のものであった．
　プログラム・チームのうちラボ研究班としてメルボルンに派遣した3人のうち，山野修司医員には「ヒト体外受精卵子宮内移植法の研究」というテーマで学位研究をして貰っていたし，報道関係者の研究室への出入りにはそれほど厳しい制限を設けていたわけではなかったので，取材源はそこであった可能性はあるものの，記者に聞いても明かすわけがない．電話の主は酒に酔った潤んだ声であるかに私には聞こえた．「体外受精の臨床応用を目指すなら，医療技術としての評価（安全性と有効性），自己の有する技術水準などを検証するための臨床前研究が必要である．また卵や受精卵は普通の体の細

胞とは異なり将来生命体として発育する能力をもったものであるが，現行の法律では単なるモノとしてしか扱われていない．この点は早急に学会に検討を依頼して取扱いのルールを作成してもらうので今暫く待って貰いたい．それから，手術患者からの卵巣の提供については原則として同意を得ているが，癌などの患者さんに手術前に卵巣を提供して下さいとは言い出せない事情もあることを了解願いたい」と詳しく説明した．そして最後に「研究者に対する社会の信頼が揺らぐと，体外受精そのものが受け入れられなくなることが最も危惧されるので，私の真意を理解して，今暫くニュースに流すのは思い止まって欲しい」旨を要請した．

2 NHKの放映とマスコミの反応

翌6日，徳島大学病院以外の卵巣提供先である徳島市民病院の阪口彰・産婦人科部長（当時，産婦人科教室同門会三知会・副会長）と鎌田正晴医局長と私の3人で，NHK徳島支局に説明と説得に赴いた．放映中止の確答は得られなかったものの，思い止まって貰える気配もあったし，他になすすべも無かったので静観し，3月7日の最終講義（テーマは「多嚢胞卵巣症候群」）を終えた．3月8日朝になって宮尾学部長（倫理委員会委員長）から電話があり，NHK記者が取材に訪れ，無断受精実験について午後のニュースで放映すると伝えてきた旨連絡があった．私は直ちにこれまでの経過をかいつまんで報告，この臨床前研究が付帯条件2「本法の実施にあたる医療チームは，目的達成に必要かつ充分な知識と技術とを持つ医師および技術員であって，各専門分野ごとに十分対応できる組織が構成されていること」に該当するものであることを，委員長として説明して欲しい旨を要望した．そこで学部長，鎌田医局長と私3人で再びNHK支局を訪れ，取敢えず昼のニュースで報道予定であったがそれは中止するという約束を得た．同日午後3時からの定例教授会で，産婦人科講座から申請されていた，山野修司医員ら4名の学位審査を終了したが，山野医員の学位申請論文「ヒト体外受精卵・子宮内移植法の基礎的臨床的研究」は無事パスした．もし昼のニュースで放映されていたな

無断受精実験事件

ら，この審査は一時お預けになっていたであろうと思うと内心ホッとした．

　ところが夕方から夜にかけてNHKは3回（午後6時，7時半，9時），このニュースを放映した．6時の放映は極めて厳しい論評であったが，許される範囲の実験研究であるという（故）東邦大学産婦人科・百瀬和夫教授のコメントもあってか，非難の論調は次第に軟化した．同時に他のマスコミから取材が殺到したので，夜遅く宮尾，森，松下の3名が記者会見に応じた．そして翌9日地元紙と3大新聞は無断実験として1面トップで大々的に報道した．朝6時，私は東京出張のため徳島空港の待合室にいたが，空港のテレビは無断実験の報道でもち切りだった．記者会見では，研究成績は逐次研究報告会などで発表し新聞にも取り上げられたこともあると説明したのだが，マスコミは「密室で研究していた」と一方的に断じたのである．

3　受精実験と胚の法的地位に関する国会での議論

◆体外受精の臨床実施の倫理面と無断体外受精実験について

　さて，昭和59年3月26日（それは徳島大学プログラムの第1児の出産日であったが）の衆議院決算委員会において，社会党の新村勝雄議員から二つの質問が提出された（衆議院決算委員会会議録，昭和59年3月26日）．

　第1の質問は，
① 生命科学の進歩により人間の生命の発生に人為的な操作を加えることの倫理問題について，単に徳島大学や東北大学の内部機関に任せて置くだけでいいのかどうか
② これと関連して徳島大学では患者に無断で体外受精の実験をしたという報道についての事実経過とその後の指導方針について

というものであった．これに対し佐藤国雄・文部省大学局医学教育課長は，不妊治療という面では体外受精という方法は朗報であるが，生命と倫理に関わる重要な問題もあるので，文部省としても倫理委員会などの設置を求めて

いきたい．また質問②に対しては，徳島大学からの報告によると，体外受精の臨床応用に先立ち，昭和57年3月から昭和58年1月の間に，徳島大学付属病院と県内の3病院において，治療目的で摘出した卵巣から体外受精の臨床前研究のために得られた卵子を用いて行われたもので，付属病院の症例の多くについては患者の同意を得て採取したと聞いているとの答弁がなされている．

第2の質問は，受精卵の法的地位について，民法886条に規定されている「胎児の相続能力」について受精卵は胎児に相当するかという設問である．永井紀明・法務省民事局参事官は「胎内に入っていない受精卵は従来の考え方によるとまだ胎児ではないと解釈されるが，これは体外受精が未だ無いときの解釈であって，民法886条の立法趣旨その他からすると，もしその受精卵が子宮に着床して無事出産したときには，遡及的に受精のときから胎児と同じように権利能力を認めるという解釈がありうる」と答弁した．

　なお，この答弁が法的な効力を持つかどうかは法律専門家の判断に俟たねばならないが，着床前胚の法的地位に関する唯一の公式見解である．ただし適用された具体例がないので，本書執筆時点では，実定法とはなっていない．

4 わたしの言い分 ── 朝日新聞編集委員の取材に応じて

　無断受精研究の問題が落ち着いた頃，私は朝日新聞東京本社から一本の取材電話を受けた．社会的に問題となった，あるいは批判を浴びた報道について，当事者に直接インタビューして真意を詳しく正確に伝える「わたしの言い分」という欄があるので，じっくり話を聞きたいという申し入れである．当時徳島大学と京都大学とを併任していた私は徳島と京都を行き来していた関係で，京都市内のホテルで長時間に及ぶ取材に応じた．相手は編集委員の藤田眞一氏であって，「お産革命」という連載記事で産婦人科診療にも精通した方との印象を持っていたのでお受けすることとした．

取材の結果は「受精卵はすべて人命か——研究用にも使う必要／許容範囲作りに英知を」という見出しで昭和 59 年 4 月 23 日の東京版に 3 分の 2 位の紙面を割いて掲載された (図 13). 要約すると，

① 不妊診療の進歩のためにはヒトの卵子や精子を使った受精や胚発生の研究が必要で，治療目的の受精卵と研究目的の受精卵とは分けて考える必要があること，

② 配偶子や胚は普通の体の細胞とは異なって将来個体となりうる細胞である．ところが体外受精などなかった時代に作られた現行の法律では，モノとしての地位しか与えられていないので，着床する前の胚の倫理的／法的取扱いについても，この際英知を集めて考え直す必要があること，

③ 密室で無断実験をしたとの批判については，これまでの研究成果はその都度発表し，現に，ある全国紙にも報道されたこともあること．患者の了解は原則として得ているが，癌などの病気で手術する前には，なかなか言い出しにくい状況もある点を了解いただきたいこと，

④ 徳島大学の第 1 例は倫理委員会方式に則って社会的合意を得たうえで実施した．しかし，ぶっつけ本番で実施しても成功する確率は皆無で，世界最初の体外受精児の出生に至るまで，ケンブリッジ・グループは多数の試行錯誤を繰返して初めて成功している．したがって技術レベルを高めておく必要があること，

⑤ 受精卵は単なる細胞集塊ではなく，子宮内に移植すれば着床して個体になりうる生命体であるから，研究に用いる場合の条件を吟味する必要がある．日本産婦人科学会にお願いして許容条件を作って貰うつもりである．

などである．この記事は残念ながら朝日新聞の大阪版には掲載されなかったので，関西における私の名誉挽回にはつながらなかった．しかし，少なくともこの記事を通して多数の一般読者に真意は伝わったと考えると，今もって有難く感じている．

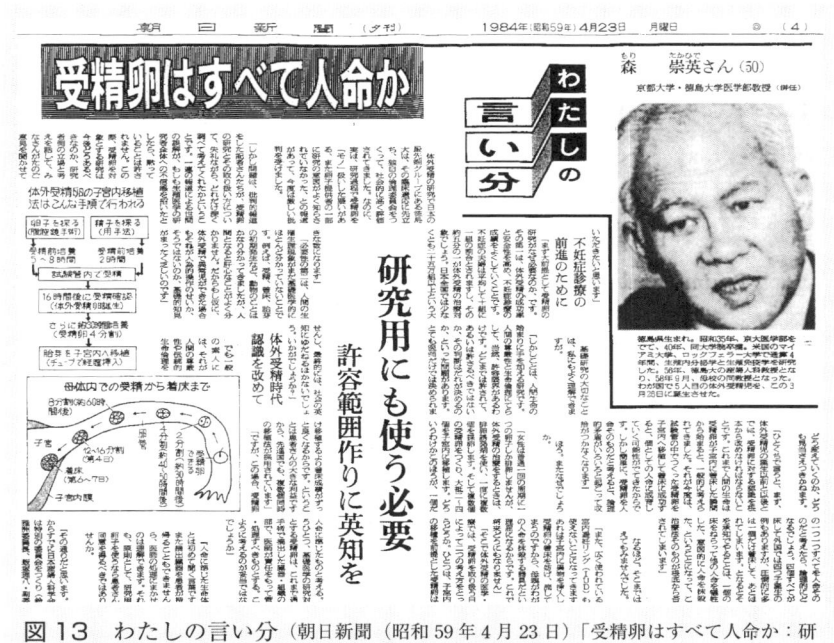

図13 わたしの言い分（朝日新聞（昭和59年4月23日）「受精卵はすべて人命か：研究用にも使う必要」藤田真一編集委員 取材記事）

5 顛末

　無断受精実験事件はかくして沈静化したので，体外受精が心臓移植事件の二の舞となって頓挫することはないと一応は安堵した．臨床前研究に対してあれ程批判的だったマスコミからも，最終的には社会的認知を受けた第1例と評価していただいた．したがって，倫理委員会という方式に則って新しい不妊治療法をスムーズに導入するという本来の目的は達することができたといえる．また，生殖細胞やヒト胚の取扱いについては，昭和60年3月，日本産婦人科学会が「ヒト精子・卵子・受精卵を取り扱う研究に関する見解」を公表し今日に至っている（表20）．臨床前研究に対する批判に対しては，

無断受精実験事件

表 20 日本産科婦人科学会・会告「ヒト精子・卵子・受精卵を用いる研究に関する見解」(日本産科婦人科学会,昭和60年3月)

1 研究の許容範囲
  精子・卵子・受精卵は生殖医学発展のための基礎的研究ならびに不妊症の診断治療に貢献する目的のための研究に限って取り扱うことができる.
  なお,受精卵はヒト胚性幹細胞(ES細胞)の樹立のためにも提供できる.
2 精子・卵子・受精卵の取り扱いに関する条件
  精子・卵子および受精卵は,提供者の承諾を得たうえ,また提供者のプライバシーを守って研究に使用することができる.
 1) 非配偶者間における受精現象に関する研究は,その目的を説明し,十分な理解を得たうえで,これを行う.
 2) 受精卵は2週間以内に限って,これを研究に用いることができる.
 3) 上記期間内の発生段階にある受精卵は凍結保存することができる.
3 研究後の処理
  研究に用いた受精卵は,研究後,研究者の責任において,これを法に準じて処理する.
4 精子・卵子・受精卵の取り扱い者
  ヒト精子・卵子・受精卵を取り扱う責任者は原則として医師とし,研究協力者はその研究の重要性を十分認識したものがこれにあたる.
5 研究の登録報告など
  ヒト精子・卵子・受精卵を取り扱う研究を本学会会員が行うにあたっては,本会指定の書式に準じてこれを報告する.

臨床応用スタート後の実績を以って答えるしかない.昭和58年8月6日,妊娠成功第1例の公表文書(**表18**)にある通り,臨床応用開始後採卵例にして8例目,胚移植例にして6例目という異例に早いスピードで妊娠成立に漕ぎ着けることが出来たという事実が物語っている.これは紛れもなく着実な臨床前研究の成果であって,臨床前研究による技術レベルの向上がなければ患者の負担や失望は遥かに大きかったに違いない(森ら,1984;山野,1984).

反面,重大な反省点もある.実は,妊娠第1例の公表に際し,(その時私は,箱根で開催中の内分泌学会主催のカンファランスに出席中だったのだが)医学部長から電話があり第1例の公表について(昭和58年8月6日)午後4時に記者会見を予定しているので,急ぎ徳島に戻れというのである.私とチームのメンバーしか知らない筈のこの情報を,なぜ学部長がご存じだったのか? 本来,主任研究者たる私がまず学部長に報告し,妊娠10週以後に

入って安定化した頃を見計らって公表手続き等を決めたうえで発表する心算でいたのだが，なぜか情報が漏れていたのである．このことは後で気づいたのだが，カルテを見なければ判らぬ情報が漏洩していた．漏洩源は教室内にあるかそれに極めて近い筋であると推定されるが，事実は不明のままである．言うまでもなく，こうした種類の情報は，研究上で言えば研究のプライオリティや信頼性に関わるし，患者さんの側から言えばプライバシーに関わる．それだけに，新しい医療技術研究における情報の管理は非常に重要であることをあらためて痛感した．プログラムの総括責任者として甚だ遺憾に思っているが，未だに真相は闇の中である．

6 実名報道事件

情報公開とプライバシーの保護とは裏腹の関係にあるので，実際上両立しえない局面がある．現に，東北大学の第1例の発表に際し，毎日新聞が実名報道をしたため，子供の両親が東北大学に抗議するという事件が起っている（図14）．世界初の対外受精児ブラウン嬢の両親は，世間からも共に祝福して貰いたいという気持ちからであろうか積極的にマスコミに売り込んでいるが，東北大学の場合は両親はそれを望まなかった．毎日新聞は実名報道の理由を「おことわり」として次のように説明している．「毎日新聞社が体外受精を受けた夫妻の実名を報道したのは次のような理由からです．毎日新聞の報道の基本的な考え方は実名主義であって，仮名にするのは例外です．患者のプライバシーはもちろん尊重しなければなりませんが，これまでも画期的な医学的達成，たとえば心臓移植の第一例などでは，実名報道をしてきました．また今回の体外受精は，不妊の人たちに大きな希望を与えるものですし，多くの人たちが「明るいニュース」と受け止め，祝福しております．今後，この不妊治療法は医学界に定着する見通しです．その際，生まれてくる体外受精児が特別扱いされないようになるためにも仮名にしない方がよい，と考えました．体外受精児は今後も相次いで誕生するでしょうが，私たちはこの子らを温かく見守って行きたいと思います」．

おことわり

毎日新聞社が体外受精を受けた夫妻の実名を報道したのは次のような理由からです.

毎日新聞の報道の基本的な考え方は実名主義であって，仮名にするのは例外です.

患者のプライバシーはもちろん尊重しなければなりませんが，これまでも画期的な医学的達成，たとえば心臓移植の第一例などでは，実名報道をしてきました.

また今回の体外受精は，不妊の人たちに大きな希望を与えるものですし,多くの人たちが「明るいニュース」と受け止め，祝福しております.

今後，この不妊治療法は医学界に定着する見通しです．その際，生まれてくる体外受精児が特別扱いされないようになるためにも仮名にしない方がよい，と考えました.

体外受精児は今後も相次いで誕生するでしょうが，私たちはこの子らを温かく見守って行きたいと思います.

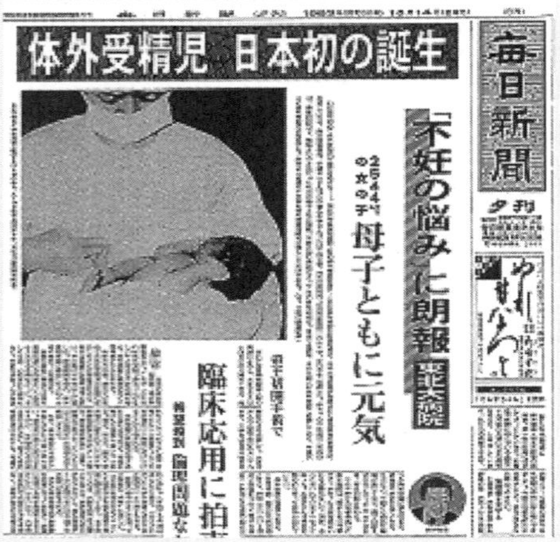
毎日新聞
夕刊
体外受精児　日本初の誕生
「不妊の悩み」に朗報
母子ともに元気

図 14　実名報道（毎日新聞記事）

情報公開とプライバシー擁護との兼ね合いをどうするのか，という本質的議論については，すでに倫理委員会の遵守規定に盛り込まれた原則論のところで触れた．日本の社会では，公人ならいざ知らず，個人の情報公開よりもプライバシー保護を優先する風土がある．公開とプライバシーのバランスをどこで折り合いをつけるかは難しい．現在のように出生児 55 人に対し 1 人が体外受精児というほど多数に（日本産婦人科学会・登録調査小委員会，2008）なればとも角，当時は体外受精児と判れば特別視，差別視される可能性は否定できなかった．徳島大学第 1 例の場合には，家族との接触は主治医のみに限定したが，プライバシーを侵さない範囲での可及的公開を原則とするのが常識的には妥当であろう．公開するとすればその範囲や条件について，あらかじめ当事者の了解を得ておくことが当然求められる.

第7章

徳島大学体外受精プログラムの果たした役割と意義

表21 徳島大学・倫理委員会の役割と意義

	生命倫理に対して	生殖医療・医学研究に対して
役割	＊施設内倫理委員会の先駆的モデルの提示 ＊社会の代弁者と監視役としての機構のモデルを作成	＊本邦生殖補助医療の支持力・推進力 ＊ヒト生殖医学研究の支持力・保障力
意義	＊ヘルシンキ宣言を日本において初めて具現 ＊主観的生命倫理から客観的生命倫理への転換	＊ヒト体外受精学の体系の確立に寄与 ＊経験的治療から科学の治療への転換

　以上，詳しく述べたように，徳島大学医学部倫理委員会は，我が国の医学倫理委員会の源流となったが，その直接の契機となったのは徳島大学・体外受精プログラムである．当時は，体外受精・胚移植という新しい医療技術が未確立の研究的段階にある医療技術であったこと，また扱う対象が，卵子，精子，胚などといった将来個体になりうる潜在能力を持った生殖細胞で，体細胞とは本質的に異なっていることから，生命倫理をめぐるシステム作りにおいて，モデルとなった体外受精プログラムの果した役割と意義は極めて大きい．そこで，生命倫理と生殖医学の両面から，その役割と意義をまとめておこう（**表21**）．

1 生命倫理に対して

　徳島大学体外受精プログラムが引き金となって，全国の大学や病院に施設内倫理委員会（Internal Review Board, IRB）制度が急速に普及，定着した．のみならず，医師や医学研究者の生命倫理に対する認識が向上し，医の倫理に関する専門講座を持つ大学も少なくない状況が作り出された．いわば医師を含めた社会全体が，医の倫理に目覚めた感がある．

　体外受精プログラムの責任者は，それを臨床応用する際に一体誰に対し

て責任を負うべきなのか．二つの立場が考えられる．患者や家族に対する責任は自明である．しかし確立した医療でない場合には，たとえ訴訟事件に発展しても患者側に満足な判決が下るとはかぎらない．その場合患者は泣き寝入りしかなく，責任の所在が曖昧のままとなる．もう一つ医学や医療が公共（社会）の共有財産であるという観点からすれば，社会（国）が結果に対する責任を持ち，医師には社会に対する責任が発生してもおかしくはない．和田心臓移植が問われたのはまさにこの点ではなかったのではないか．私が実施責任者として，心臓移植事件を想定しながら，フェール・セイフ・システムとしてIRB方式に依拠したのも，まさにここに大きな理由があった．倫理委員会は，社会の代弁者として，体外受精という新しい医療に対する責任と監視の役割を果たしたといえる．

　かつての医師や医学研究者は，医療行為や医学研究を実践する場合，自戒を立てるか神仏へ誓うか，または敬愛する師の教えを終生守るなどの，主観主義的な倫理根拠にもとづいていた．この主観主義の典型は，すでにギリシャ時代のヒポクラテスの誓い（**資料3**）にみられる．医の倫理を縛る次の段階は，ある分野の医療に携わる医師が，崇高な理念を共有する者同士で，自らの誇りと患者に対するパターナリズム的な感覚を以て集団（一種のギルド組織）を形成し，この集団の理念を掲げた自主規制を設けて，帰属する医師に遵守を求めるという方式である．この方式はいわゆる職能倫理と言われるもので，医の倫理の保持に大きな役割を果たしてきた．これに反した者は極端な場合除籍処分を受ける．反面，この方式では同業者の権益留保のため閉鎖的となり，内部改革が進まないかぎり自己崩壊にもなり兼ねない危険も併せ持った機構でもある．更に次の段階に進むと，患者の立場や権利を尊重した医療が求められることになり，ヘルシンキ宣言（**資料8**）はその端的な現れである．

　医の倫理の歴史の流れは，このように医師の主観主義倫理から職能倫理へ，そして第3者を交えた客観主義倫理へと変貌してきた．ヘルシンキ宣言のような理念はあったものの，徳島大学・体外受精プログラム発足当時は，医の倫理を担保するシステムは，事実上，職能倫理程度のものしかなかった

時代であったと言って良い．我が国初の IRB 設置の試みが社会に受け容れられたのも，心臓移植の苦い経験に対して日本社会全般が敏感になっていたという背景があったからであろう．この教訓を体外受精プログラムの実践に生かして，IRB 方式を積極的に活用して社会の支持と納得を得ることができた．したがって体外受精プログラムの審査に IRB 方式を採用したことの意義を一口で言うなら，徳島大学倫理委員会は，我が国の医の倫理を主観主義から客観主義へ転換した切っ掛けになったことであると私は考えている．

2 生殖医療・医学研究に対して

　生殖医学の研究は生命の発生に係わる医学であるので，一般の臨床治療医学，すなわちすでに存在する生命を対象とした臨床医学とは異なった倫理特性をもっている．詳しくは別著で論じ（森，2003b；森，2010），また後の第 IX 章でも繰り返して触れるが，生命の絶対観（sanctity-of-life view/SOL：生命，特に人の命は，無条件に尊いという考え方）にもとづいた治療を行うことが，生殖医学においては基本的に困難である．もともと，生殖そのものが「命の淘汰」の過程に他ならない．つまり，多数の卵子，精子，あるいは受精卵（胚）といった「生き物」のうち，ほとんどは生殖・発生の途中で淘汰され，生き残ったもののみが普通の感覚でいう「命」として生まれ出てくるのである．研究や治療においてもしかりで，たとえば，ヒト生殖細胞やヒト胚を用いた研究をしなければ新しい治療法を開発，改良することはできないが，それ自体，SOL に従えば本来は許されないという矛盾に突き当たる．かくの如く，生殖医療の現場では，医学的適応と倫理的妥当性との間にジレンマが生ずることが多々ある．

　この難題を克服するために，生殖医学には生命の相対観（quality-of-life view/QOL：人の生命の価値は生命の発生過程で段階的に獲得されるという考え方，QOL は，「生活の質」を意味する場合もあるが，ここで述べるのは別の概念）を導入せざるをえない．すなわち，生命の価値を「人格」という相対的なも

生殖医療・医学研究に対して

のとして評価し，たとえばいわゆる「尊厳死」を巡ってしばしば議論されるように，命は絶対的だから絶対的に延命するというのではない考え方が必要になる．現在では，ターミナルケアなどの現場ではこうした相対観が求められるようになってはいるものの，尊厳死は法的に認められてはいないし，ほとんどの医療現場ではやはりSOLが基本で，それが妥当である．その意味で，QOLの概念が常に必要となる唯一の臨床医学の分野が，生殖医学だと言える．この問題に関しては，あらためて第IX章で詳しく論じることにしよう．

体外受精の臨床応用が実現して以来，30年間に次々と多くのサテライト技術が開発され，生殖補助医療（assisted reproductive technology, ART）という不妊治療体系が出来上がったが（7頁図1），個々の新しい技術が開発される度に賛否両論の議論がマスコミを賑わせた．しかし，それらの技術開発と臨床応用に際しては，学会見解とそれを受けたIRB方式を採用し，個別施設における実務はほぼスムーズに進行してきた．ARTの実践や生殖医学研究を遂行するうえで，徳島大学プログラムはモデルとしての役割を果たしたといえる．

最後に，徳島大学・体外受精プログラムが生殖医療と医学研究上もたらした役割と意義について纏めておきたい（表21）．まず生命倫理に対する役割としては，我が国におけるIRBの先駆的モデルを提示し，かつ社会の代弁者，監視役としての機能を果たしたことである．生命倫理に対する意義は，ヘルシンキ宣言を我が国で初めて具現し，社会的合意形成の手続論を整備したことにある．換言すれば，これまでの主観主義倫理から客観主義倫理への転換をもたらすきっかけとなった．さらに生殖医療の実践に対しては，我が国ARTの支持力・推進力となり，同時にヒト生殖医学研究の支持力・保障力としての役割を果たしたと考えてよかろう．その結果，従来までの経験的不妊治療から，ヒトの生殖原理に基づいた科学的不妊治療への転換をもたらした意義は大きい．といっても過言ではなかろう．

3 「生」の生命倫理に対する認識

　体外受精の臨床応用が契機となって立ち上げた徳島大学・体外受精プログラムが，我が国の医学・医療の歴史において，生命倫理の近代化への重要な一頁を記録したことを思えば，改めて感慨を禁じ得ない（**表21**）．体外受精も倫理委員会も，難産ではあったが無事産声を挙げることができた．生殖医療だけでなく治療医学のあらゆる分野において，倫理委員会制度は遺憾なくその機能を発揮し，そして急速に定着した．しかし避けて通れない問題がまだ残されていると私は感じている．というのも，脳死移植では「死」の生命倫理についての国民的議論が巻き起こったが，「生」の生命倫理は現代の生命倫理学の盲点となっているからである（島薗，2006）．折に触れて今でも思索を続けているが，これまでの医の生命観では律しきれない難問を孕んでいるような気がしてならない．そして，主観主義倫理の元祖ヒポクラテスは，現代市民社会にまた生き返ったのではないかとさえ思うこともある．願わくは改めて論ずる機会のあることを期したい．

第 8 章

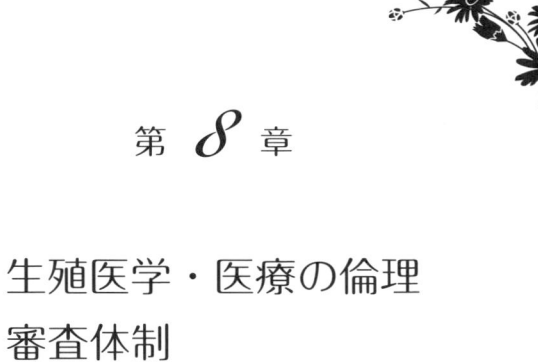

生殖医学・医療の倫理
審査体制

生殖医学・医療の倫理審査体制

1 倫理審査体制の混在

　体外受精という新しい不妊治療法を導入するのに，どのような手続論を取ればよいか，選択に最も腐心したことはすでに触れた．昭和57年当時，我が国で最先端を走っていた体外受精プログラムの実施責任者は，最終的にはそれぞれ個人の哲学に則って事を進めたとみてよい．

　まず東北大学の場合，産婦人科学会・シンポジウム課題会告と東北大学・教室憲章といった二つの基準を採用していることに，鈴木雅洲先生の慎重な配慮が伺える．前述したように，産婦人科学会は第36回宿題シンポジウム課題「卵の側からみた受精と着床をめぐる諸問題（可能なかぎりヒトにおける諸現象をとり扱うことが望ましい）」の担当希望者公募に際して，6項目の付記事項を明記している（22頁表4）．これは学会の会告ではあるが，第36回学術集会は鈴木会長の下に開催されることが決まっていたので，会長と産婦人科学会・学術担当理事の考えも大きく反映したとみられる．これに加えて，東北大学産婦人科教室独自の項目を加えた「東北大学産婦人科教室憲章（昭和58年1月1日）」（**21，22頁．表3**）を作成したうえで，臨床応用に踏み切っている．ただし，踏み切った時期は57年秋とのことであるという（私信）．憲章という名称からしても熟慮された規約ではあるが，前述の医の倫理の発展段階からすれば，実施責任者の考えが色濃く盛り込まれた職能倫理といえよう．

　慶應義塾大学では，飯塚理八先生が昭和57年11月15日受精着床学会を設立し（**12頁表2**），その設立記念講演会において，人工授精児に関する産婦人科医の講演の他，生殖生物学者，生殖免疫学者，法律学者，キリスト教神学者などの講演会を開催している．そして，マスコミをはじめ一般世論に対して体外受精についての理解と認識を深める啓蒙活動を通して，社会的コンセンサスを得るべく努力された．飯塚先生は昭和49年に我が国初の非配偶者間人工授精児の出生を報告されたが，そのときも法律学者の意見をあらかじめ聴取した由伺っている．今回は受精着床学会の設立講演会において，

キリスト教神学者（上智大学のアンセルモ・マタイス教授）の意見を聴取されている．しかしこの学会は，体外受精技術の研究発展を目指す学術団体と位置づけられており，職能集団としての倫理規定は掲げず，会員の良識にもとづく倫理判断に任されている．ただし，厚生労働省が非配偶者間の生殖補助医療の在り方の検討に入ってから，受精着床学会にも本格的な倫理委員会が設置され，倫理委員会見解を公表している（平成15年6月25日，http://www.jsfi.jp/ethicscommit/）．

　徳島大学の場合には，社会的コンセンサスを得るべしという実施責任者の基本的考えを具体化するため，第3者を交えた審査会方式（徳島大学方式）が構想されていた．そこへ，文部省の示唆があって，医学部長，病院長並びに実施責任者の合意と判断の下に，我が国で初めての本格的なIRB方式が採用された．なぜ，徳島大学だったのか．私は科学技術社会論（STS）を専攻する中堅・若手研究者グループのインタビューに応じたことがあるが，その報告書では次のように分析している（小泉，2005）．体外受精を円滑に我が国に導入するためには，社会的合意形成と責任論の明確化を目的とした（第3者を交えた）審査機構が必要との，実施責任者たる産婦人科科長森教授の基本的な考え，アメリカのIRBを留学中に目の当りにして来られた斉藤病院長，それに学部内に問題を抱えて沈滞気味だった徳島大学医学部の再生を期しておられた宮尾学部長の3者の思惑が期せずして一致したことによると結論づけている．
　これが我が国における医の倫理に対する客観方式の源流となったが，このモデルは，その後全国的に急速に広まる中で，個々のIRBの性格が必要に応じて改善や修飾を受けながら進化した．

　未確立の新しい医療技術の臨床応用に直面したとき，患者を目の前にした医師個人の良識に従って決断するか，中世のギルドにみられる職能倫理の誇りに照らして決断するか，医療技術を公共の共有財産とみてIRBあるいは国レベル（イギリスのワーノック報告）の客観的基準に則って実施に移すか，医の倫理を担保するには，いろいろの段階がある．それまで施設内倫理審査委員会の経験のなかった我が国では，体外受精の臨床応用に際して，徳島大

学のIRB方式が脚光を浴びるまでは，不完全な学会レベルあるいは職能倫理方式というのが実情であったと言ってよい．このような方式の混在は，医の倫理が主観主義から客観主義へと進化する過程での過渡的現象と解釈するのが妥当であろう．

2 パブリック・コメントとアンケート

著者自身，徳島大学のIRB方式が決して完全なものであったとは考えていない．問題は少なくとも2点指摘される．一つはパブリック・コメントの汲み上げである．実際，徳島大学倫理委員会の議論が進む中で「体外受精を考える女性の集い」という市民団体に呼ばれて，体外受精についてのお話しをした．挑発的な質問もあったが，傾聴すべき多くの質問・意見が寄せられたので，広く一般からの意見も聴取すべきであるとの立場から，私案として徳島大学方式に組み入れるべく考えたこともあった（**図5**）．また，プログラム・チームの松下光彦医局長が一般女性を対象としたアンケート調査をしているが，世論を掴む一つの方法として有効であろう（**資料4，5，図15**）．かつて，非配偶者間の生殖補助医療の意識調査を，厚生労働省は一般国民を対象として（厚生科学研究，1999；厚生労働科学特別研究，2003），また受精着床学会（日本受精着床学会・倫理委員会，2003）は不妊患者を対象として，アンケート形式の意識調査を実施したことがある．それぞれ独立してかなりの規模の母集団を対象とした調査であったが，一般国民と不妊患者間には大きなズレのあることが歴然と認められた．かくの如く，アンケート調査には対象や方法によって得られた結果にバイアスがかかり易いので，アンケートのデザインには周到な企画を要する．

不妊治療は本来夫婦が対象であるとはいえ，実際の受療者は女性である．先述したように，倫理委員会の委員の中には是非女性委員を加えておく様に，とのアドバイスを厚生省審議官の友人から受けたことは，今でも鮮明に覚えている．結果的にはレギュラーの委員には女性は加えられなかったが，

パブリック・コメントとアンケート

体外受精 半数がOK

「不妊症の福音」

徳島大千人アンケート

臨床応用 近くゴーサイン

徳島大医学部は試験管ベビー（体外受精）の臨床応用の是非を倫理委員会で検討しているが、同学部産婦人科教室（森崇英教授）が、一般市民千人を対象にアンケート調査したところ、回答した六百八十三人（男百三十四人、女五百二十六人、不明二十三人）のうち約半数が、不妊症の治療の一つとして体外受精を是としていることが二日の発表でわかった。今回の調査結果を参考に同倫理委は、近くゴーサインを出す見通し。

アンケートは東北大が体外受精の妊娠成功を発表する以前の二月十一日から三月一日にかけ、徳島県内の不妊患者、良妻、独身男女など千人に行った。質問は①体外受精という言葉について②不妊症治療法としての体外受精の是非③体外受精以外の方法では妊娠が望めないと医師から言われたらどうするか――など八項目。それぞれ二、六の選択肢を設けて回答させた。

その結果「不妊症の治療の一つとして体外受精を行ってもよいか」の質問に「よい」

が二百二十八（三一・〇％）、「条件付きで行ってもよい」が百三十二人（一九・三％）で双方を合わせて五〇・三％が体外受精を容認した結果になっている。

「行うべきでない」と否定した回答は八十八人（一二・九％）。「わからない」は二百四十七人（三六・二％）。

「行うべきでない」と否定回答した人の理由は「遺伝子操作などに後に問題を残す可能性がある」五十二人（五九・一％）、「倫理、宗教、慣習になじまない」二十九人

（三一・八％）という二つの回答が圧倒的に多かった。

森教授の話　一般の人たちは体外受精に理解、共感を示

していることがわかった。近

くゴーサイン

問題で、夫婦が納得すればそれでよい」が九十八人（四六・二％）で体外受精を不妊症夫婦の福音としてとらえていることが裏づけられた。

【サンフランシスコ三十日 AP＝共同】米紙サンフランシスコ・エクザミナーが三十日報じたところによると、こさ一月に法的に死亡を宣告された妊婦が生命維持装置で六十四日間生き続け、二十九日に男児を出産した。出産直後、生命維持装置は外され、この女性は死亡したが、同紙によると、脳死状態の妊婦が人為的に生き続けた例としては最も長期間だという。

脳死64日後に出産
米国、生命維持装置で

図15　体外受精についてのアンケート調査報道
　　　（毎日新聞　昭和58年4月2日）

専門委員として招かれた3人の女性の意見は，男性では気付かない女性ならではの重要な問題点を見事に洗い出して明確に整理し指摘された．市民団体の講演会に呼ばれたときの質問は，実際の受療者である女性の立場から発せられたものであるが，実社会の半数を占める女性の意見は社会の代弁という意味でも重視されるべきであろう．今日では委員会の中に女性委員を加えることは常識となっている．

3 学会レベルの倫理委員会

　すでに何度か触れたように，日本産婦人科学会は，昭和57年8月，宿題シンポジウム「卵の側からみた受精と着床をめぐる諸問題（可能なかぎりヒトにおける諸現象をとり扱うことが望ましい）」の担当者公募の中で，6項目の付記事項を示したが，当時としてはこれがヒト受精を取り扱う際の唯一の学会指針であった（表4）．徳島大学倫理委員会の判定が公表された昭和58年4月，日本産科婦人科学会は理事会内委員会として「体外受精等に関する委員会」を設置，前記シンポジウムの「付記事項」に代わる新規の会告作成に着手，5月24日を第1回として作業を始めた．作業は会告として公表することを前提として急ピッチで進められた（表15）．体外受精の実施基準として産婦人科学会が最初に公表した「体外受精・胚移植」に関する見解の草案について，産婦人科以外の有識者19名の意見も聴取した（表16）．そして，同年10月に「体外受精・胚移植」に関する見解を公表した．参考にしたのは，東北大学産婦人科教室憲章（表3），産婦人科学会・宿題シンポジウムの付帯事項（表4）並びに徳島大学倫理委員会判定（表11）の三つである．徳島大学倫理委員会判定の内容も濃厚に反映されたものとなっている（表17）．

　学会レベルで，新しい医療行為に対するこのような見解を社会に公表するのは，恐らくはこれが最初の試みであったろう．以後，産婦人科学会は平成16年（2004）までに都合16課題に関する見解を公表して来た（表22）．これらの見解が生殖医療と生殖医学研究における生命倫理の指針役と監視役を果

表22　日本産科婦人科学会・会告一覧

体外受精・胚移植に関する見解
生殖補助医療実施医療機関の登録と報告に関する見解
顕微授精に関する見解
ヒト精子・卵子・受精卵を取り扱う研究に関する見解／考え方 　　付：ヒトES細胞の樹立及び使用に関する指針
ヒト胚および卵子の凍結保存と移植に関する見解
精子の凍結保存に関する見解
XY精子選別におけるパーコール使用の安全性に対する見解の削除
非配偶者間人工授精に関する見解／考え方
死亡した胎児・新生児の臓器等を研究に用いることの是非や許容範囲についての見解／解説
出生前に行われる検査および診断に関する見解
生殖補助医療における多胎妊娠防止に関する見解
ヒトの体外受精・胚移植の臨床応用の範囲についての見解／解説
着床前診断に関する見解／解説
代理懐胎に関する見解／考え方
胚提供による生殖補助医療に関する見解／考え方

たしたことは明白である．反面，医療現場の状況を直視した見解を求める声があることも確かである．学会見解が会員に対する自主規制であるために，学会員に対しては一定の拘束力を持つものの，当然のことながら法律でないかぎり絶対規制とはなりえない．規則違反として学会が会員に課すことのできる罰則は最も厳しくても除籍処分であり，現にその事例もある．いわゆるパブリック・モデル方式を好むヨーロッパと異なり，国の法律による規制を好まないアメリカでは，州法による規制（州によって異なる）と学会レベルの規制が並存する（橳嶋, 1994）．そして問題が起った場合には裁判に持ち込み，判例の蓄積が法的効力を持つ仕組みになっている．いわゆるプライベート・モデル方式である．

また，難病と取り組む市民団体のコンセンサスを得難い場合にも，学会見解には自ら限界のあることも我が国では経験した．着床前診断

preimplantation genetic diagnosis (PGD) の場合にみられたように，実施についての政策決定を産婦人科学会が独自に倫理委員会の審議と学会見解で対応しようとしても，法的根拠がないかぎり無力である．平成10年10月に公表された「着床前診断」に関する見解は，遺伝子診断を前提とする臨床研究として重篤な遺伝性疾患に適用することにかぎるという，厳しい条件付きで容認された．この見解が難産であったのは，遺伝性難病を支援する団体との度重なる交渉のためである．しかしこの時点において，反復・習慣性流産の回避や胚スクリーニングに対する適用は除外されていたので，会告違反という事件も起きた．最終的には平成18年2月「染色体転座に起因する習慣流産（反復流産を含む）を着床前流産の対象とする」という条項を追加することにより結着した．なお，胚スクリーニングには言及していない（児玉，2006）．ここに学会レベルの見解あるいは指針の限界が見えてくる．

　この学会レベル方式で体外受精という新しい治療法が社会に開かれた効果は大きいし，もし何か異常事態が起った場合の責任の分散システム的な役割を果すことは出来たであろう．反面，前述したように，自から限界のあることも指摘されねばならない．第1に，遺伝医学，社会医学的要素，少子化対策的要素などを含む事項については，産婦人科学会が単独で対応することには無理があるのではなかろうか．関係官庁などとの緊密な連絡のもと，第3者的な管理・運営機構を設ける，いわゆるイギリスのHFEA方式を参考とすることも一案であろう．第2には，学会見解が最終的には機構上理事会で決定されることになるので，理事会構成メンバーの生殖医療や研究に対する理解度と認識度，医療現場の実態把握，さらには患者や受療者家族の意向を汲み上げるシステムが機能しにくいこと，等の問題点が指摘されよう．第3には，治療技術の格差の是正，胚や配偶子の管理上の問題，起こりうる可能性のある事態への対処などを含む実施細則的指針も必要である．第4には，生殖医療関連学会/研究会が多数あるので，それらの学術団体との連携も極めて重要で，施行細則的な条項作成にも歩調を合わせることが必須である．そのためには，関連学会共通の委員会を構成することも一案である．その良い例として，日本生殖補助医療標準化機関 (Japanese Institution for Standardizing Assisted Reproductive Technology, JISART) という一般社団法人

(2003年3月1日設立,2010年4月1日現在で25施設が加盟し,独自の倫理委員会と機能評価システムを持つ)がある[1]. そして第5には,特定の課題に特化した識見ある専門調査メンバーを,たとえば理事会内課題班として公平に選任し,審議結果の報告にもとづいて最終結論を出すなどである.

何れにしろ,学会レベルの倫理審査システムには今後進化すべき余地が多く残されている. 問題を先送りすることなく,これまでの経験を踏まえて問題点を克服すべき時期に来ているのではなかろうか.

4 国レベルの倫理委員会

徳島大学の斉藤隆雄教授(元倫理委員)が,昭和60年2月25日のサンケイ新聞「文化」欄に,東京大学医学部に研究倫理委員会が生まれたというニュースを受けて,「生殖医学の新しい試み―10年間の凍結を」という見出しの意見を寄稿されたことはすでに述べた. 理由の一つは,全国的に普遍性のある基準を作るには,個別のIRBだけでは十分な対応ができないので,国レベルの中央倫理委員会的機構が必要というものである. この指摘は当を得ている半面,審査すべき課題を厳選しないと却って混乱を招く. そして個別施設の特殊条件への配慮が届かない,あるいは中央と個別IRBとの調整が煩雑過ぎて時間を要し,実際問題として機能しにくいなどの難点がある. しかし,クローン技術のように,国際的にも重大な関心事となっているテーマに対しては,国レベルの中央倫理委員会的機構で審査することが要請される場合も当然ありうるし,現に同類の機構として内閣総理大臣直属の総合科学技術会議が機能している(位田,2010).

我が国には,生殖医療や医学研究に特化した国家倫理委員会とでも称する

---

1) 日本の生殖補助医療を向上させ患者に安心して満足できる生殖補助医療を提供することを目的として設立された一般社団法人. オーストラリアの生殖補助医療施設設定制度をモデルにして質の高いレベルの医療を目指した独自の規定を作り参加施設はこれを遵守することが求められている. メンバー施設には3年に1度審査チームが訪問査察し,実施規定通りの診療を行えているか厳格な審査をする.

機構は常在しない.すでに何度か紹介したように,イギリスには「ヒト受精と胚発生研究局,HFEA」という有能な国家組織があって,生殖医療や生殖医学研究に関する一切の立法・管理業務を一元的に取り仕切っている.1997年クローン羊ドリーの誕生は,マスコミの大々的な報道も手伝って全世界を震撼させた.このときの日本政府の対応は機敏であった.内閣総理大臣直属の総理府・旧科学技術会議・生命倫理委員会が平成12年にクローン技術規制法を制定し,それにもとづいて特定胚指針とES(胚性幹細胞)指針を策定した[2].これらの法律と指針はヒト胚(ヒト受精胚と人クローン胚)の作成と利用に対して厳しい規制を設けており,緩やかなゲノム拘束性を要求される再生・移植医療研究にはヒト余剰胚由来のES細胞作成は認可されたものの,生殖細胞の再生に関する研究は,厳密なゲノム拘束性が要求されるので事実上全面封鎖の状態となった.

移植医療や生殖医療に直結する生命科学研究には,受精卵(胚)の作成と減失を伴う.特定胚指針では,「ヒト胚」に対し「人命の萌芽」という倫理的地位を与えて,生殖医療目的胚以外の,人クローン胚をはじめとする9種類の人工造成胚を特定胚と規定し,クローン技術規制法あるいは特定胚指針で母胎への移植を禁止した(胚そのものの作成まで禁止してはいない).一方,ES指針では,治療目的受精胚のうち余剰胚由来のES細胞の作成を厳格な審査を経るという手続の下にて認可した.しかし,免疫拒絶反応や自己ゲノム継承性の点から,事実上研究の見るべき進展はなかった.このハードルを越えるには核移植胚由来ES(somatic cell nuclear transfer-ES, SCNT-ES)細胞の作成が唯一の活路であることが明らかとなって来た.この情勢を踏まえ,総合科学技術会議・生命倫理専門調査会は慎重な検討とパブリック・コメントを求めたうえ,平成16年7月,条件付で人クローン胚由来のES細胞作成を容認する「ヒト胚の取り扱いに関する基本的考え方」を提示した(総合科学技術会議,2004;位田,2010).しかしこのSCNT-ESでも生殖細胞研究は視野に入っていない.兎も角,遺伝や遺伝子の改変に係る生命操作に対する基準や規制は,国レベルで策定されるべき課題である.

---

[2] 2001年の省庁体制の改変に伴い,科学技術会議・生命倫理委員会は解散,新たに総合科学技術会議・生命倫理専門調査会が発足して業務を引き継いだ.

省庁レベルの倫理・法律基準の策定モデルとして，非配偶者間の生殖補助医療の在り方に関して厚生労働省が主導した法制案がある．厚生科学審議会の中に生殖補助医療専門委員会（中谷委員会）を設け，平成10年10月から2年余りをかけて精力的に検討，「精子・卵子・胚の提供等による生殖補助医療のあり方についての報告書」が提出された．これを受けた同省の生殖補助医療部会が具体案を作成，平成15年4月「精子・卵子・胚の提供等による生殖補助医療制度の整備に関する報告書」を公表した．しかしこれは，国会上程を目指した膨大な努力の甲斐なく，結局国会審議にはかけられなかったらしい．立法化に至らなかった経緯の詳細は判らないが，立法措置を伴うような倫理基準の設定は，当然ながら学会レベルでの策定は不可能であるので，国の法律あるいは指針など，国レベルでの規制で対応しなければならない．

5　倫理委員会の日本型役割分担

　以上通覧してきたように，我が国における生殖医療の倫理基準の決定方式は，徳島大学における最初の試みを嚆矢として，施設内倫理委員会，学会内倫理委員会，そして国家的倫理委員会の凡そ3段階に，自然の成り行きとして分別規制されるようになった．徳島大学のIRB以来，過去25年間の我が国における経験から，人間の尊厳や人権などの近代市民社会の基本的価値をはじめとして，医学・医療としての課題の大きさ，重要度，普遍性，社会性，国際性，生命科学的意味，法規制の必要性などの多因子的考慮から，どのランクの倫理委員会で取り扱うのが適切かという振り分けが，我が国では器用に使い分けされてきたかに見える．国際的な動向について論じた研究では，パブリック・モデル方式をとるヨーロッパ型でもなければ，プライベート・モデル方式をとるアメリカ型でもない．強いて言えばこれらの中間にある日本型と言える分析が提示されている．ヨーロッパ型，アメリカ型，日本型の3型が基本型となり，そのうえに自国の状況（+α）を加味した3+1方式として統括できるという（米本，2010）．

生殖医学・医療は生命の発生に関わる生命科学とその臨床応用であるから，生命倫理的には際どい研究や臨床応用を含んでいる．これまでのわれわれの経験からすれば，学会レベルの倫理委員会でカバーできる範囲の課題が多いことは確かである．しかし，生殖医学・医療の特性を考えるとき，国レベルの基準や規制を受ける課題も多いことを自覚しておかなければならない．いずれの階層レベルにしろ，規制の設定に当っては，適用されることによって受ける患者への配慮をおろそかにできない．そのためには研究や臨床の現場に知悉した意見を集約することが何より肝要であることを，大学と私設クリニックの両者を体験した者として痛感する．民主主義と自由主義を標榜する現代の市民社会では，宗教や思想は普遍的に共有できなくても，医学的価値は共有できるし，少なくとも市民権としてアクセスできる自由が保障されねばならない．癌患者と不妊患者の両者を見てきた私にとって，癌の悩みも不妊の悩みも詰まるところは同じであることを痛感せしめるのは，たとえばアンケート調査（**資料5**）や患者手記（**資料9**）などに現れる患者の生の声である（見尾，2006）．

6 生殖医療・生殖医学研究に対する規制の現状

これまで見て来たように，倫理規制は規制すべき対象や課題の重要度によって段階的に規制主体の規模・組織レベルが上方に移動する．すなわち，医師個人→私的諮問→教室・講座→施設（IRB）→学会→医師会等の全国規模の職能団体→省庁・国レベルへと進む．生殖補助医療に関するかぎり，徳島大学モデルが公表されてから，産婦人科学会がこの方式を採用した．その後，学会が主導して過去30年以上に亘って計15項目に及ぶ指針を会告として公表し，倫理規制の母体としてその機能を十分発揮してきた（**表22**）．通常，他の生殖関連学会，たとえば生殖医学会や受精着床学会など，さらには施設内倫理委員会も産婦人科学会の指針に則って個別に策定されていることが多いようである．

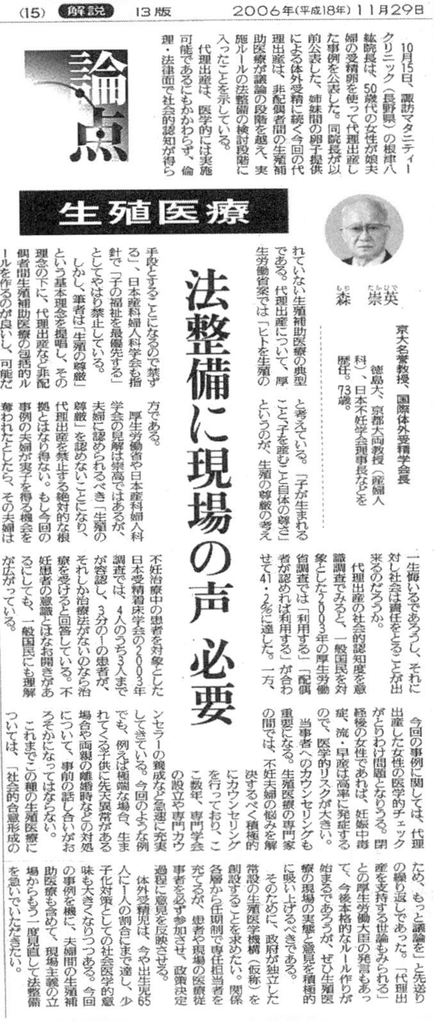

（15） 解説 13版 2006年(平成18年)11月29日

論点

生殖医療

法整備に現場の声 必要

森（もり） 崇英（たかひで）

京大名誉教授、国際体外受精学会会長
徳島大、京都大両教授（産婦人科）、日本不妊学会理事長などを歴任。73歳。

10月15日、諏訪マタニティークリニック（長野県）の根津八紘院長は、50歳代の女性が娘夫婦の受精卵を使って代理出産した事例を公表した。同院長が以前公表した、姉妹間の卵子提供による体外受精に続く今回の代理出産は、非配偶者間の生殖補助医療が議論の段階を越え、実施ルールの法整備の検討段階に入ったことを示している。

代理出産は、医学的には実施可能であるにもかかわらず、倫理・法律面で社会的認知が得られていない生殖補助医療の典型である。代理出産について、厚生労働省案では「ヒトを生殖の手段とすることになるので禁ずる」、日本産科婦人科学会も指針で「子の福祉を最優先する」としてやはり禁止している。

しかし、筆者は「生殖の尊厳」という基本理念を提唱し、その理念の下に、代理出産など非配偶者間生殖補助医療の包括的ルールを作るのが良いし、可能だと考えている。「子が生まれること、子を産むこと自体の尊さ」というのが、生殖の尊厳の考え方である。

厚生労働省や日本産科婦人科学会の見解は崇高ではあるが、夫婦に認められるべき「生殖の尊厳」を認めないことになり、代理出産を禁止する絶対的な根拠とはなり得ない。もし今回の事例の夫婦が実子を得る機会を奪われたとしたら、その夫婦は一生悔いるであろうし、それに対し社会は責任をとることが出来るのだろうか。

代理出産の社会的認知度を意識調査でみると、一般国民を対象とした2003年の厚生労働省調査では「利用する」「配偶者が認めれば利用する」が合わせて41・2%に達した。一方、不妊治療中の患者を対象とした日本受精着床学会の2003年調査では、4人のうち3人までが容認し、3分の1の患者が、それしか治療法がないのなら治療を受けると回答している。不妊患者の意識とはなお開きがあるにしても、一般国民にも理解が広がっている。

今回の事例に関しては、代理出産した女性の医学的チェックがとりわけ問題となりうる。閉経後の女性であれば、妊娠中毒症、流・早産は高率に発症するので、医学的リスクが大きい。

当事者へのカウンセリングも重要になる。生殖医療の専門家の間では、不妊夫婦の悩みを解決するべく積極的にカウンセリングを行っており、ここ数年、専門学会の設立や専門カウンセラーの養成など急速に充実してきている。今回のような例でも、例えば極端な場合、生まれてくる子供に先天異常がある場合や両親の離婚時などの対処について、事前の話し合いがおろそかになってはならない。

これまでこの種の生殖医療については、「社会的合意形成のため、もっと議論を」と先送りの繰り返しであった。「代理出産を支持する世論もみられる」との厚生労働大臣の発言もあって、今後本格的なルール作りが始まるであろうが、ぜひ生殖医療の現場の実態と意見を積極的に吸い上げるべきである。

そのために、政府が独立した常設の生殖医学機構（仮称）を創設することを求めたい。関係各層から任期制で専任担当者を充てるが、患者や現場の医療従事者を必ず参加させ、政策決定過程に意見を反映させる。

体外受精児は、今や出生児65人に1人の割合にまで達し、少子化対策としての社会医学的意味も大きくなりつつある。今回の事例を機に、夫婦間の生殖補助医療も含めて、現場主義の立場からもう一度見直して法整備を急いでいただきたい。

図16　生殖医療　法整備に現場の声必要
（読売新聞　論点　2006年11月29日）

しかし，学会指針も職能集団の自己規制であるから自ずと限界がある．善し悪しは別にして，現実には会告違反の事例もあったし，患者団体から激しい抵抗に遭い断念した経緯もある．このような場合こそ省庁・国の出番である．イギリスのHFEAはその良いモデルである．イギリスとは国情，国民性，宗教的背景，科学的国際競争への意識レベル，政策決定機構など異なる点が多いが，生殖医療を国策医療と位置付けるなら，我が国の現状と将来を見据えた常置の政策決定システムを持つことが賢明な方策ではないだろうか．その場合くれぐれもお願いしたいことは，医療現場を熟知した情報を汲み上げることが特に重要で，そうでなければ，いくら立派なシステムを作っても，実質的に機能しないであろう（図16）．それ以上に問題なのは，「社会的コンセンサス」を普遍的な価値観として振りかざし，子を望むという当事者の価値観を許さないことであろう．そうした責任を一体誰が取り

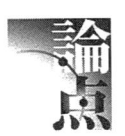

得るのだろうか．

　今世紀における治療医学の柱として，再生医療や移植医療が脚光を浴びてきた．ヒトES細胞の樹立とiPS細胞などの幹細胞生物学の目覚しい進展によって，配偶子型絶対不妊の治療にも光明が見えて来た．我が国では，クローン技術規制法の制定とそれに続いて関連した特定胚指針とES指針の策定が早く進んだ．現在，ヒト受精胚の作成は，研究目的には禁止されているものの，生殖補助医療の研究目的には認可されている[3]．一方，人クローン胚作成に対しては研究目的にのみ許可されている．また，余剰胚からのヒトES細胞はすでに樹立されている．ES細胞あるいはiPS細胞等の多能性幹細胞から生殖細胞への分化誘導に関しては，当然のことながらやはり慎重姿勢は崩していない．詳しくは参考文献を参照されたい（位田，2010）．多能性幹細胞やiPS細胞を出発点としてヒト配偶子を分化誘導する生命科学理論の確立は，現今の体外受精の治療限界を超える可能性を持つもので，配偶子型絶対不妊の治療法として期待が持てる．この趣旨から2003年に設立された日本生殖再生医学会は，「ヒト体外造成配偶子の開発研究の在り方に関する見解」（平成21年1月24日）（日本生殖再生医学会，2009）を公表し（**資料11**），文部科学省並びに生殖関連学会宛，専門学会としての立場から参考意見として提示している．生殖細胞の作成技術の開発に関する国レベルの規制は，我が国では内閣府の判断で政策決定がなされ，その下に設置されている総合科学技術会議・生命倫理専門調査会と担当省庁の実務者の共同作業で進められているようである．

---

[3]　文部科学省と厚生労働省の合同専門委員会は，平成20年12月26日，生殖補助医療研究の目的であれば，夫婦間以外でも受精卵作成を認めることとなった．ただし卵子や精子は不妊治療などで提供されたものにかぎり，ボランティアからの提供をみとめない．この内容は，総合科学技術会議に諮ったうえで指針を策定する（朝日新聞，平成20年12月28日）．日本産婦人科学会指針（昭和60年3月）への届出制の下に容認されていた生殖細胞研究は，研究計画書を国に提出する審査制に切り替わる．したがって今後は，産婦人科学会から国の管理下に置かれることになる．

第 9 章

生殖生命倫理の未来像

生殖生命倫理の未来像

1 生殖医学の医学特性と倫理特性

　本来，倫理とは「善の実現」を目指す実践哲学である．そして生殖医学における善とは「新しい生命の誕生」である．人命の発生を取り扱うという医学的特性が生殖医学の倫理特性の根底にある．一般の治療医学では人命を救うことが目的であるから，病める患者に治療を行う場合の医学的適応と倫理的妥当性は矛盾なく両立する．従って人間の尊厳と幸福は並立するので，生命の絶対観 sanctity-of-life view に則った治療ができるし，現行の法律ではこの生命観に基いた治療を要求されているので，尊厳死は認められていない．

　これに対し生殖医学では，すでに触れたように，人命の発生を目的とするので，医学的適応と倫理的妥当性とが矛盾する局面がある．例えば，卵子や精子の出来ない不妊患者には卵子や精子の提供しか方法は残されていないし，先天的子宮欠損あるいは癌で子宮摘出した患者には代理懐胎しか方法がない．絶対不妊のうち子宮型の絶対不妊はさておき，これら配偶子型の絶対不妊に対する新しい治療方法の開発研究には，ヒト胚を損壊しなければならない場合もある．これは胚の尊厳ひいては人間の尊厳を否定することになりかねない重大な生命倫理上の問題である．このように，生殖医学・医療の現場では医学的適応と倫理的妥当性とが相容れず，ジレンマに陥ることが間々ある（森，2003）．このようなジレンマは個々の人の病気を直す治療医学では起こらない．

2 生殖医学の生命観

　すでに述べたように，現在，医学的生命観には　①人の命は無条件に尊いという「絶対観 sanctity-of-life view（SOL）」と，②「相対観 quality-of-life view（QOL）」とがある．個を対象とする通常の治療医学においては，例えばターミナルケアでは QOL が重視され，また臓器移植では生前に本人の提供意思が確認されていれば，脳死は死と認められる．このように医療現場の要請に

よって,「生きることの質」を重視する生命の相対観の比重が増す傾向にはあるものの,基本的にはSOLの立場に立って医療が行われている.その倫理根拠は,事実多くの場面において,SOLが人間の尊厳と幸福を両立させているからに他ならない.

これに対し,生殖医学が依って立つ倫理根拠をSOLに求めると,前述のように臨床・研究の両面で矛盾に突き当たる.このジレンマを二律背反としてではなく,人間の尊厳と幸福が社会に受け容れられる範囲で止揚することが,医学の進歩を社会に還元する賢明な方策ではあるまいか.そのためには,生殖医学・医療の実践倫理の根拠として「生命の相対観」を導入することである.QOLは本来「生きることの質」を意味する用語であるが,ここでは「人の生命の価値は,生命の発生過程で段階的かつ自然選択的に獲得されるもの」との意で用いている(このことについては,後に詳しく論じる).この点に気付かなければ,問題となる生殖医学研究や医療の実践を巡る是非の論議が果てしなく続くであろう.生殖医学・医療は生命の相対観を導入しなければ成立しえない唯一の臨床医学の分野であることを強調しておきたい(森,2003b).

3 生殖生命倫理の思潮

現今の生殖生命倫理の思想系譜には大きく分けて3つの思潮があるように思える.第1にはアメリカ生命倫理学,第2にはカトリック生命倫理学,そして第3には東洋の生命倫理学である.**図17**は「ヴァチカン・アカデミーの生命倫理」(秋葉,2005)を基に著者の考えを加味して整理・作成したものである.

そもそも生命倫理学Bioethicsという用語は,1970年,初めてアメリカのポッターにより使われたらしいが,アメリカ生命倫理学が学問体系として確立したのは「社会,倫理,生命科学研究所」(後のヘイスチングス・センター,1969)と「ヒトの生殖と生命倫理研究所」(後のケネディ倫理研究所,1971)設立の時と見なされている(秋葉,2005).アメリカ生命倫理学は,人体実験,

生殖生命倫理の未来像

図17 生命倫理思想の系譜（秋葉文献を基に著者の考えを加味して整理作成）

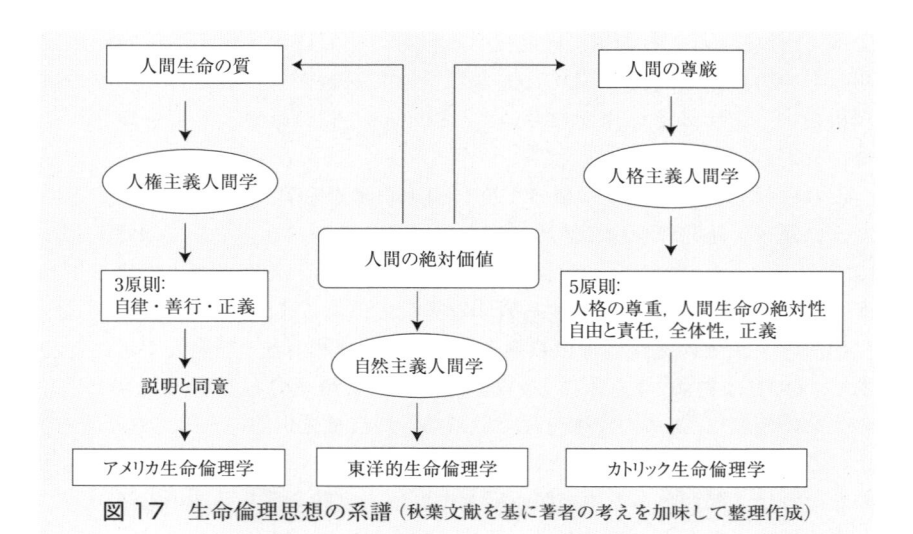

医療における人種差別などに端を発し，倫理の基礎として「人間生命の質」を求める人権主義人間学を掲げて急速に世界に広まった．徳島大学における倫理委員会方式が成功して以来，日本にもこのアメリカ生れの倫理学が怒涛のように流入してまたたく間に全国に波及した．人権主義人間学では「生命の質」に倫理的価値が求められるので，インフォームド・コンセントが重視される．

　一方，カトリック生命倫理学は「人間の尊厳」に絶対価値を見出す人格主義人間学を標榜し，「人間の尊厳」は，人間以外の他の動物には認められない人間固有の倫理価値であるとする考え方である．人格主義人間学では，生命の発生を受精の瞬間とする考えに立っている（秋葉，2003）．同じキリスト教でも他の宗派，例えば英国国教会では，生命の発生は3胚葉形成時である受精後14日目としている．この違いは生殖医学研究や生殖医療の実践上決定的に重要である．受精の瞬間を生命の発生時点と捉えるカトリックと，前胚にはまだ命が宿っていないとする英国国教会との対立は現在まで尾を引いており，ローマ皇国の地元イタリアでも積極的に行われていた体外受精は，国民投票の結果，「生殖補助医療に関する法律」（2004年2月19日の法律

第40号）の成立によって，厳しい条件が付加された（Benagiano and Gianaroli, 2004；秋葉，2005；**資料1**）．すなわち，①1周期当たりに作成できる受精胚は3個までとし，すべてを移植すること，②胚の凍結保存は許されないこと，③着床前診断 preimplantation genetic diagnosis（PGD）は容認されないこと，という三つの条項である．しかし2009年5月8日，イタリア憲法法廷（Italian Constitutional Court）は，生殖補助医療法（Law 40/04）は違憲であるとの判断を下した．その改変の最も重要なポイントは，胚のうちには生存可能な胎児になり得ないものがあることを認めなければならないので，この法律が胚の無制限な保護を保障するものではないとした点である（Benagiano and Gianaroli, 2010）．この判断はイタリア憲法がローマカトリックの教義より生殖科学の実相を優先したものと解釈できる．

このように「生命の始め」については，キリスト教内部でも必ずしも統一されていない．ちなみにプロテスタント宗派では初期胚には人格は無いとし，ユダヤ教では子宮内胚着床の時点から人になるという．イスラム教では受精後40日（着床後約3週）と説いているという（島薗，2006）．

これに対し，東洋の生命倫理学は，学問体系としては緻密さに欠け，未完だが深遠であるように思える．思想体系としては中心条理を自然の摂理に求める点では魅力的であるように私には感じられる．徳島大学倫理委員会の審査過程で，専門委員として意見を述べた仏教学者武邑尚邦氏が解説されたように，仏教では生命の発生に関する論説はないらしい．同時に，東洋思想では人間も動物も自然の創造物であるので，人間を他の動物と峻別すべきではないとされる．そして，仏教では輪廻転生という考えから，人が往生しても，来世には動物としてこの世に再び生まれ変わることもあると教える．また，心身一如と言われるように，心身共に自然の摂理に叶うよう創造されているという自然主義人間学的色彩が強いのではなかろうか．そして，生殖の生命倫理を考える場合，東洋思想に基づく自然主義人間学の観点から考え直してみる必要もありはしないか．生命発生の科学的探究と同時に，人間は自然界の構成要員として「ヒトの生殖」に対する価値観をどのように認識すれば良いのか，いま将に我われは科学と倫理の両者を踏まえた哲学の立場から考え直す時期に来ているのではないだろうか．

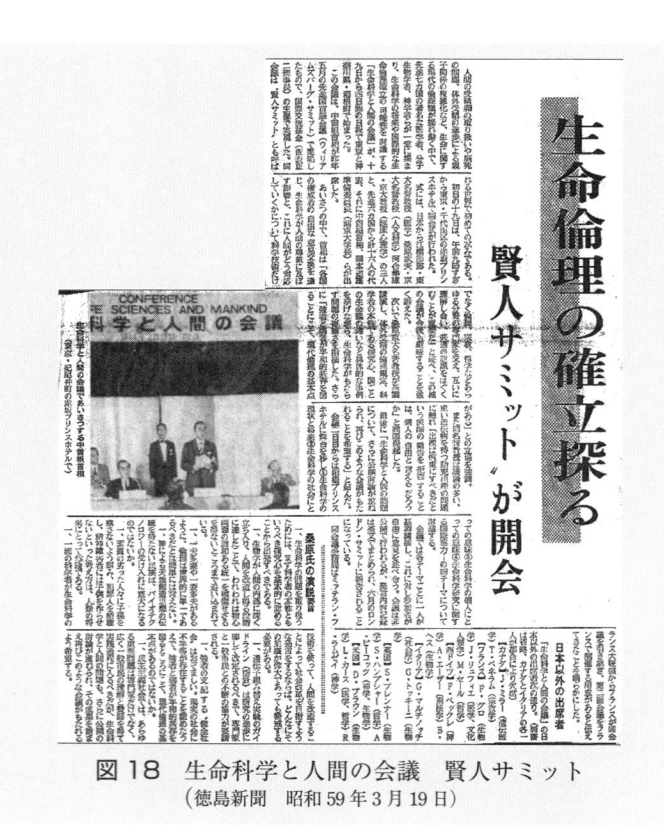

生殖生命倫理の未来像

図18　生命科学と人間の会議　賢人サミット
（徳島新聞　昭和59年3月19日）

　このように現代の生殖生命倫理思潮から考えると，少なくとも生殖生命科学と生殖生命倫理を巡っては，多様な価値観が現存することだけは確かである．この現実を厳粛に受け止めながらも，なお，解決すべき道を見出さなければならない．価値観の多様な共存こそ現代の自由世界の特色であるとは，昭和59年3月に開催された「生命科学と人間の会議」（いわゆる「賢人サミット」）の基調講演の中で桑原武夫氏が指摘した言葉である（図18）．

4 人の生命の始期

　人の生命の始まりはいつかという命題は，生殖生命倫理の基幹課題であり未だ明快な解答はない．すでに述べたように，人命の始期についての宗教的解釈と科学的解釈の間に相克があって対立は現在も続いている．生命の発生過程の時間軸上において，「人間であること humanness」の基準が何時満たされるかによって説が分かれる．繰り返しになるが，ローマカトリックでは受精の瞬間とし，英国国教会は受精後 14 日説を受け入れ，仏教では特定していない．ユダヤ教では着床時，イスラム教では受精後 40 日と大きな開きがある．発生生物学者マックラーレン博士は原始線条の出現時期を妥当として受精後 14 日説を，また前述の「生命科学と人間の会議」に来日した英国オックスフォード大学のハンプシャー博士（哲学）は，ウシ胚が自律的に体外分割できない時期を区切りとして 16 日説を提唱している．

　人命の始期は，研究目的に使用できるヒト胚の範囲を限定する有力な倫理根拠となるという意味で，生命科学的にも生命倫理的にも計り知れない重要性を持っている．確定出来ないところに神秘性を求める考え方もあるものの，その時期を確定するには，人間であることの基準をどう決めるかがカギとなる．人間の魂がヒト胚発生のどの段階で入るのか，その入魂の時期を以て人命の始期とするなら，生命科学的始期と生命倫理的始期を区別した上で，まずは別々に考えてみるのがよいだろう．生命科学的始期を明らかにするためには，脳・神経の初期発生を調べなければならない．脳・神経科学的に調べることが可能かどうかについては，将来的可能となるにしても今のところ誰も知らない．入魂の時期について考える生命科学的ヒントとして，細胞に自発性の根源を求める「細胞の意思」というコンセプトを提唱した発生生物学者がいる（団, 2008）．この考えに従えば始原生殖細胞の時期にすでに魂が宿ったとも解釈できるのではなかろうか．始原生殖細胞の移動を擬人的に解釈するとしても，そこに何等かの自然の摂理の発露を見逃すわけにはいかない．他方，生命倫理的には普遍的な始期を特定できないのが現状であるので，生命発生の相対観とも言うべき段階的発生論を導入して，「胚が人間であるこ

と humanness の獲得過程の何れかの時点」と蓋然的な定義しかできないであろう．生殖の生命科学と生命倫理を止揚するには，この生命倫理的時期の自律的特定が決定要因となるべきである．特定すべきかすべきでないかも含めて，人命の始期の決定において最も尊重されるべきは「入魂」に対する個人とそれを取り巻く社会の価値観であろう．

5 生殖の尊厳

　生殖の相対観を導入したとしても，生殖医学研究や生殖補助医療が無制限に許されるわけではない．医学的適応がどこまで倫理的妥当性を持ち得るかについては，自ずと従うべき実践倫理があるはずである．

　この実践倫理は公理的な原理から導き出されるもので，その公理たり得る概念は「ヒト生殖の尊厳　dignity of human reproduction」であると私は考えている（森，2003b；資料23）．ヒト生殖の尊厳とは「子が生まれること，子を生むこと自体の尊さ」と定義でき，人間の尊厳を構成する内在的な属性と位置付けられる．つまり，「生殖の尊厳」の上位概念は「人間の尊厳」である．したがって，人間の尊厳に悖るような生殖手段は許されないとする理念である．人間の尊厳は，先験的 a priori に与えられた唯一無二の絶対価値であって，時空を超えた普遍的な生命倫理の根幹といえる．したがって「生殖の尊厳」を生殖医療と生殖医学研究の基本理念とすることは妥当である．「生殖の尊厳」という概念はこれまで存在していなかったので，以下に若干詳しく説明するが，さらに細かくは別著をご参考願いたい（森，2010）．なお，この項とは直接関係ないが，ヒト ES 細胞の尊厳に関しては詳論を参照願いたい（粟屋，2005）．

　生殖の尊厳を考える場合，受け容れなければならない前提がある．それは，
① 　生殖医療と医学研究を対象とする限り，生命の絶対観では律し得ないことがあるので，生命の相対観を導入しなければならない．
② 　ヒト生殖細胞は，人命の個体発生だけでなく遺伝と進化の担当細胞であ

図 19　生殖の尊厳の複合概念

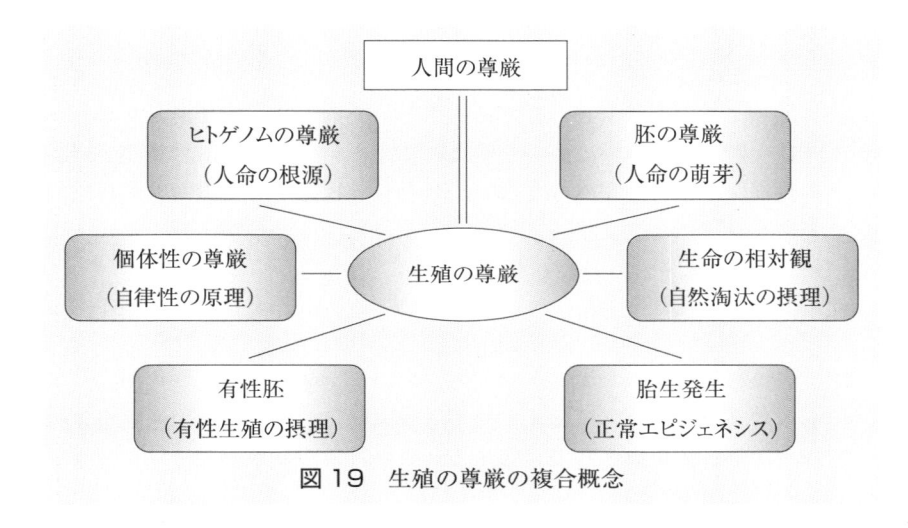

るので，体細胞とは異なった倫理価値を持つ存在として取り扱うことが求められる．
③　生殖細胞に対する倫理的価値観には多様性があり，何れの社会においても通用する普遍性はない．しかし，「生殖の尊厳」という価値観は，生命の始期とは独立して，普遍性を持っている．

という三つの視点である．

「生殖の尊厳」の概念は**図 19**に示したように，発生生物学，生殖科学そして生命科学の立場から，ヒト生殖に係わる6つのコンセプトの複合概念として捉えることが出来る．すなわち，

1) ヒト胚の尊厳：総合科学技術会議・生命倫理専門調査会報告（総合科学技術会議，2004）では，ヒト胚を「ヒト生命の萌芽」と位置付けているが，人命の始期については明言をさけている
2) ヒトゲノムの尊厳：ゲノムはそれぞれ個々人の生命活動の根底を支え，個々人の存在様式を規定している生命の根源といえる
3) 個体性の尊重：自律性の原理 autonomy に基くもので，アイデンティ

ティ（自己同一性）というよりインディヴィデュアリティ（自己特異性）といった概念である

4) 有性胚：受精を経由した胚であること．従って無性胚であるクローン胚は生殖の尊厳の構成要件を満たしていないので，ヒト受精胚と同格の倫理価値を付与すべきでない．総合科学技術会議・生命倫理専門調査会報告ではヒト受精胚に準ずると位置付けているが，却ってヒト受精胚の尊厳を損なうことになる

5) 胎生発生：正常なエピジェネシス（後成遺伝）過程を経由した胚であること．哺乳動物の配偶子形成過程で特に重要な現象

6) 生命の相対観：生命の誕生に至る過程では，卵胞閉鎖，無排卵，精子形成障害，受精障害，胚発生異常，着床不全，流産などの過酷な選択的淘汰が自然現象として存在する．これらの現象の根底にはダーウインの自然淘汰の摂理（山口，1999）が働いていると考えられる

6 生殖生命倫理の人間的原理

　これまで生殖医学に特化した生命倫理の根拠を「生殖の尊厳」に求めることで一応の到達点に達した．そこで最後に，生殖科学の将来展開の倫理根拠を求めて，「生殖の尊厳」の上位概念である「人間の尊厳」という観点から，生殖生命倫理の人間的原理を模索してみたい．人間の生命は精神的（人格的）生命と身体的（生物学的）生命とに分けて考えることができるという（岡田，2009）．ここでいう二つの生命のうち精神的生命とは，人間特有の生命として捉えた人格であって，勿論，デカルト二元論にある自我と思惟対象の客体を指すものではない．

　「人間の尊厳」とは何か．端的にいえば「心と体の尊厳」といえる．生命科学が生命現象の発現機構を解明する学問であるなら，心と体の生命科学である．心を象徴するのは人格であり，人間の特性とされる．古典的心理学程度の知識しかない私は，人格は知・情・意から構成されており，この3つの精

神作用の網羅的表現型が人格であると理解している．これら３つの精神作用の目指す価値は，真・善・美である．個々の人間の多様性は人格の多様性によって決定付けられるので，個性あるいは自律性として存在する．人間を対象とした生命科学は，生命科学的手法を駆使して「心」の実相に迫ることが出来る可能性はあるであろう．しかし，改めて「人間の尊厳」とは何かと問われると，人間が我々自身の存在，人間存在の実体をもう一度知り直すことが必要である．生命科学的に「人間の尊厳」の概念を明らかにするには二つの方法論に思い至る．一つは個としての人間を知るための脳・神経の生命科学であり，もう一つはルーツを知るための生殖・発生の生命科学である．前者は人格形成の科学的根拠を提供してくれるであろうし，後者は個々人の遺伝的ルーツを解き明かしてくれると期待される．「人間の尊厳」が「人格の尊厳」と「生殖の尊厳」からなると考えると，両者はともに侵すべからざる対等な絶対価値が与えられて然るべきである．何故なら両者は，相互に独立してではなく相互に情報を共有しながら，総体として相補的に「人間の尊厳」の担い手になっているからである．いわゆる心身一如とはこのことを指しているのではないだろうか．

　「人格の尊厳」と「生殖の尊厳」の相互作用はすでに人命の発生から始まっている．それは個の生存に係わる体細胞とは異質である生殖細胞が，遺伝と進化を受け持つ細胞であることに由来する．個々人の存在の表現型は先祖からの遺伝形質によって規定されるので，人命形成は両親の配偶子形成段階から既に始まっていると考えねばなるまい．生命の発生は両配偶子の形成に遡らなければならない．この意味で，人間は社会的存在であるだけでなく歴史的実在でもあり，このような観点に立てば，人命の発生時点を特定することは不可能で，「ヒトの命の誕生はホモサピエンスの出現時期」としか言いようがない．そこで個としての人命の発生時期に限定して考えると，直属の両親の生殖腺の中で始原生殖細胞が体細胞から分化する時点，さらにそれから卵子や精子への分化時，受精時，胚盤胞までの胚発生時，着床時，原始線条形成時，脳・神経幹細胞の形成時など，生命の発生プログラムにおける区切りとなる時点を仮に定めることはできる．しかし，それらのどこが生命の発生かと問えば，科学的に，厳密に時点を特定することは難しい．そこで一

生殖生命倫理の未来像

連の過程を含めた時間軸自体を生命の発生と捉え，生命はこの軸に沿って段階的に発生するとするのが自然の摂理に叶うのではなかろうか．丁度「死」が段階的に訪れることの逆で，自然は「生」に「死」の逆コースを辿るよう命じているかに思える．この考えを，試論ではあるが，「生命の段階的発生論」としてここに提示したい．

　生殖生命倫理の人間的原理を東洋的自然主義の人間学に求めようとするなら，魂はどの時点でヒトの配偶子や胚に宿るかという問いに答えなければならない．魂の不滅を教えた仏教の「輪廻転生」を自然主義的な人間観照の基本に取り込むとしても，科学的かつ唯物的な証明は今のところ不可能と言わざるを得ない．それは「神」の存在を科学的，客観的に証明することが不可能であるのと同じである．自己のゲノムを次世代に引き継ぐことは，自己の生命の延長であり，人格的・身体的自己の再現・継承といえる．いわば人間以外の動物にも共通する「本能」ではあるものの，それが故に本能を排除することは許されず，生殖の尊厳を支える人間的原理として容認しなければならない．これは生殖という手段によってのみ叶えられるので，「生殖の尊厳」を正当化する根拠となるが，そこに個人の人間としての「価値観」が入り込む．現代の自由な市民社会では，個人の価値観の自由は生殖の尊厳を守る人間的原理でなければならない．そこで「生殖の尊厳」に対する人間的原理を図20に纏めてみた．生殖の尊厳の上位概念である人間の尊厳に関する三つのカテゴリーの生命倫理の人間学と，生命の科学的本質に迫りつつある生殖生命科学とを止揚して，生殖に対する個人（夫婦）の価値観が個人（夫婦）自らの責任において決められて然るべきである．もちろん，この決定の中には，自然妊娠であれ生殖補助医療による妊娠であれ，生まれて来る子に対する責任も含まれる．このプロセスが生殖の尊厳に対する人間的原理であると私は考えたい．この原理に従えば，個人（夫婦）は人間の尊厳に悖らない「生殖の尊厳」を自己決定できるし，社会はその決定を尊重することによって責任を問われることもない．

　iPS細胞の出現によって，再生医療や移植医療に革新的貢献がもたらされるであろうとの期待が大きい．個の生存を目標にした治療医学目的のほかに，

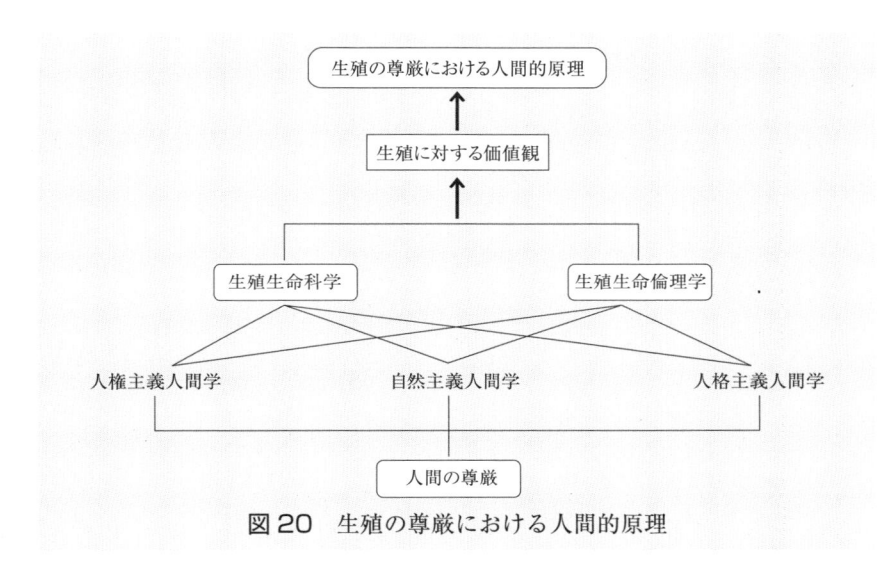

```
                  生殖の尊厳における人間的原理
                            ↑
                    生殖に対する価値観
                            ↑
           ┌────────────────┴────────────────┐
        生殖生命科学                      生殖生命倫理学

    人権主義人間学      自然主義人間学       人格主義人間学
           └────────────────┬────────────────┘
                       人間の尊厳
```

図20　生殖の尊厳における人間的原理

iPS細胞から自己のゲノムを受け継いだ脳細胞や生殖細胞を分化誘導することが可能となる．そうすると，人間が己自身を知るという目的が可能となる技術が開発されるかも知れない．したがって，iPS細胞から生殖細胞への分化誘導は，単に配偶子型絶対不妊の治療という意味に限定されるものではない．人間の発生学的原点を探るため，iPS細胞を幹細胞として，脳細胞と生殖細胞の分化過程を仔細に分析し，自然の摂理を見極めることもあり得るのではなかろうか．ただし，ヒトに応用する前に霊長類であるサルモデルを開発・検証しなければならないことは当然である．このプロセスは，人間が人間自身の存在や地球上に出現した自然の摂理を知篤・自覚する上で極めて有意義，不可欠であると考えるからである．前記した試論，「人の生命の段階的発生論」を生命科学的方法によって検証することが出来れば，自然の一構成員たる人間に与えられた資格と責任において，生殖生命倫理の人間的原理を「自然主義人間学」に求めようとする意図は正当化されるのではないかと考えている．

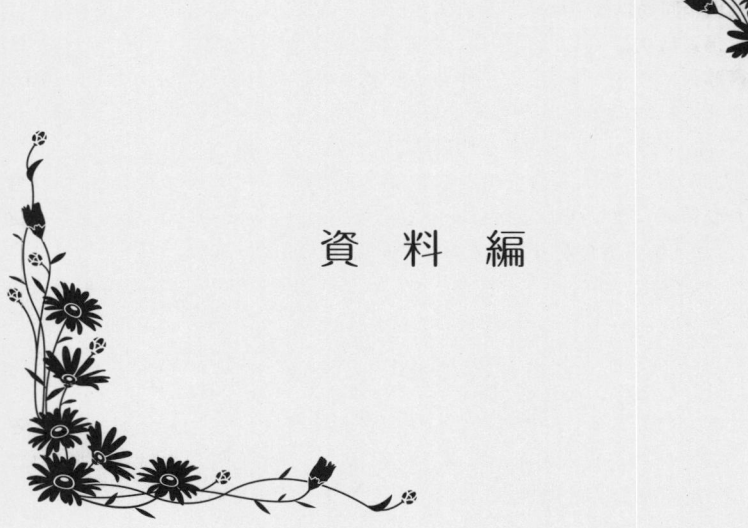

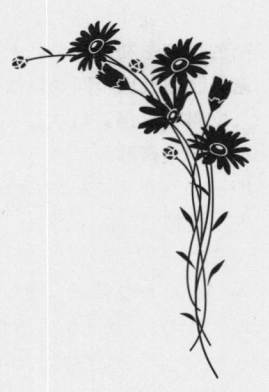

資 料 編

資料編

資料1　ローマ法王庁報道・共同通信

　カトリック教の総本山ローマ法王庁が十日，体外受精を全面否定する公式文書を発表し，大きな反響を呼んでいる．文書は教義問題に関する最高意思決定機関である法王庁の教理聖所が作成，「生命誕生への尊敬心と出産の尊厳に関する指示書」と題し全文40ページ．

　生命の誕生段階における医学と道徳との関連性について，カトリック教会の包括的見解を初めて公にしたもので，教会関係者は1968年の法王パウロ六世による産児制限禁止の回勅以後，出産問題に関する最も重要な歴史的文書としている．

　文書は，出産は夫婦の愛の交歓による必然的結果であると規定，医学的または科学的技術導入による人工授精はカトリック教会の教えに反しているとし，精子，卵子が両親または他の提供者のものであるかどうかにかかわらず，試験管内での人工授精は容認し得ないとの判断を明確に打ち出している．

　また，「人間の生と死の運命をつかさどるのは神である」と述べたあと「試験管内で育った受精卵は既に生命を宿しているにもかかわらず，科学的物体として処理される．これは無防備な人間を殺すのに等しく，神の領域の侵犯行為」と強調，「良心を持たない科学は人類に滅亡をもたらすだけだ」と述べ，現代医学の発展を人類の進歩と位置づける科学者に厳しい警告を発している．

　文書は人工授精のほか，医学技術を用いた男女の産み分けや代理母も反道徳的行為として糾弾している．

　さらに，文書はカトリック教徒の医師および科学者は，倫理は科学に優先するとの基本認識を新たにし，人命尊重の摸範を示すべきだと呼び掛けると同時に，医学技術の応用範囲を規制する法律策定の必要性をも訴えている．

（京都新聞　昭和62年3月12日；ローマ，3月11日　上田・共同特派員発）
（所定の手続きを経て引用許諾済）

資料2　ワーノック報告―抜粋

目的：
＊ヒト受精と発生に関する最近の医学と科学の著しい進歩について考察すること
＊これらの進歩がもたらす社会的，倫理的並びに法的諸問題への配慮を踏まえて，いかなる政策や安全策を講ずべきかを考察すること

＊必要な勧告事項を提言すること
委員：
Dame Mary Warnock, Mr QS Anisuddin, Mr TSG Baker, Dame Josephine Barnes,
Mrs MM Carriline, Dr D Davies, Professor AO Dyson, Mrs NL Edwards, Dr W Greengross, Professor WG Irwin, Professor J Marshall,
Professor MC Macnaughton, Dr A McLaren, Mr DJ McNeil, Professor K Rawnsley, Mrs MJ Walker (16名)
勧告：
* 認可機関とその機能 （項目 1-17）
* 提供の原則（項目 18-33）
* サービス規約（項目 34-40）
* 研究の法的規制（項目 41-49）
* 法律の変更（項目 50-63）

認可機関とその機能
(1) 研究およびこの委員会で規制を勧告している不妊へのサービスを取締る新たな法的認可機関を設置すべきである．
(2) 研究と不妊へのサービスを取締る法的機関は実質的に世論を代表するものであるべきであり，その長は一般民間人でなければならない．
(11) 人間の体外受精胚を使っての研究やその取扱いは，認可があった場合にのみ認められるべきである．
(12) 体外受精に由来する人間の胚は，凍結，非凍結を問わず，受精後14日を超えても婦人へ移植されないのであれば，また受精後14日を超えても研究の対象として利用されないのであれば，培養されてはならない．この14日間には，胚が凍結された期間は含まれない．
(13) 余剰の胚の使途もしくは処理については，承認が必要である．

提供の原則
(31) 胚の保存は最大限10年とされるべきであり，これを過ぎた場合は，使用か処分かの決定権は保存機関に移行すべきである．
(32) 夫婦の一方が死亡した場合には，夫婦に備わっていたすべての胚の使用や処分の権利は生き残った者に移行すべきである．もし双方が死亡した場合には，

資料編

　　　この権利は保存機関に移行すべきである．

サービス規定
(37)　サービスの組織化についての細かい指針を起草するために，英国保健省，保健局，および不妊に関する作業部会の間で，国家レベルのワーキンググループを設置すべきである．
(39)　IVF は保健省の管轄として継続されるべきである．

研究の法的規制
(41)　ヒト胚は法律によって一定の保護が与えられるべきである．
(42)　体外受精胚を許可なく使用することは，それ自体として犯罪となるべきものである．
(43)　出所のいかんを問わず，体外受精に由来したいかなる胚も，認可機関の規制の枠内で，受精後14日の終りまでは研究に用いることが可能となるよう法律で規定すべきである．
(45)　研究に用いられた胚は女性に移植されてはならない．
(46)　人間の配偶子を含む異種間受精卵を許可なく用いることは犯罪とされるべきである．
(47)　受胎を目的として人間の胚を他種動物の子宮に移すことは犯罪とされるべきである．
(48)　ここで提案された認可機関は，法律で禁止されていること以外に，どのような研究がいかなる条件において倫理的に容認できない事由で許可がおりないか，についての指針を公にすべきである．
(49)　許可なく人間の配偶子や胚を売買することは犯罪とされるべきである．

法律の変更
(50)　AID の子供は，夫婦がともに治療に同意していたならば，法律によって，その母と彼女の夫の嫡出子として処遇されるべきである．
(51)　精子提供者は，子供に関するいかなる親権も義務も持たないよう，法律を改正すべきである．
(52)　イギリス法律委員会の結論に従い，非同意が証明されない限り，夫は AID に同意したものと推定されるべきである．

(53) 夫が父親として届出できるよう，法律を改正すべきである．
(54) 他人の卵の供与によって生まれた子供は，あらゆる意味において，その子を生んだ女性がその子の法律上の母とみなされること，さらに卵の提供者は子供に関するいかなる権利も責任もないとすべきことを，法律で規定すべきである．
(55) この法律は，以下の胚の供与によって生まれた子供にも適用されるべきである．（勧告53，54参照）
(56) 法律によって，イギリスにおいて，代理懐胎のための女性の募集や，代理母サービスの利用を望む個人や夫婦のための斡旋などを目的とする組織を創ったり運営したりすることは犯罪となるようにすべきである．この法律は，営利および非営利団体ともに適用されるべきである．
(57) 法律は，代理懐胎を行うことを承知の上で手助けをした専門家および関係者の行為が犯罪となるよう十分に広義なものであるべきである．
(58) すべての代理母の同意は違法契約であり，それゆえ裁判の場では効力を持たない旨を法律で規定すべきである．
(59) 保存期間の間に本人が死亡したり，見直し時期に確認がとれなかった場合は，その凍結された配偶子の利用もしくは処分の権利は保存機関に移行するよう，法律で規定すべきである．
(60) 夫の死亡時に子宮内に存在していなかったAIHによって生まれたいかなる子供も，後になって相続や遺産を受け継ぐことにはならないよう，法律で新たに規定すべきである．
(61) ヒト胚に対するいかなる所有権も存在しえないことが保証されるよう，法律で規定すべきである．
(62) 長子相続権を確定する目的では，受精の日時ではなく，出産の日時が決定因子とされるべきである．
(63) 凍結保存による胚を用いてIVFによって生まれたいかなる子供も，父親の死亡時に子宮に移されていなかった場合には，後になって相続や遺産を受け継ぐことにはならないよう，法律で規定すべきである．

（1982年7月に設立　1984年7月18日報告）
British Medical Journal: 289: 238-239, 1984.

資料3　ヒポクラテスの誓い

　医神アポロン，アスクレピオス，ヒギエイア，バナケイアおよび全ての男神と女神に対し，私の能力と判断に従ってこの誓いと約束を守ることを誓う．

* この術を私に教えてくれた師をわが親の如く敬い，わが財を分って必要ある時助ける．
* その子孫を私自身の兄弟の如く考えて，彼らが学ぶことを欲すれば報酬なしにこの術を教える．そして書物や講義，その他あらゆる方法で私の持つ医術の知識をわが息子，わが師の息子，また医の規則に基づき約束と誓いで結ばれている弟子たちに教え，それ以外の者には教えない．
* 私は能力と判断のある限り，患者の利益となる治療法を行い，有害となる方法は行わない．頼まれても死に導くような薬物は与えないし，そのような助言もしない．同様に女性に対し堕胎用器具も与えない．
* 私は純粋と神聖をもってわが生涯を送り，医術を行う．
* 結石を切り出すことは神かけて行わず，それを業とするものに委せる．
* いかなる患家を訪れる時も，それは患者の利益のためであり，いかなる勝手な戯れや堕落した行為はしない．
* 男性，女性を区別せず，自由民と奴隷を問わず，彼らに対して情欲を満たすことはしない．
* 医療に関係なくても，他人の私生活についての秘密を守る．
* 私がこの誓いを守り続ける限り，私はいつまでも医業を謳歌することができ，すべての人から尊敬されるであろう．もし私がこの誓いに背いたとき，その反対の運命を与え給え．

資料4　体外受精についてのアンケート調査用紙

私達，徳島大学医学部産科婦人科では不妊症の治療の一手段としての体外受精，胎芽移植を行うことについてのアンケート調査を行っております．御手数ですが御協力下さい（○印でお答え下さい）．

A. あなたは
 1. 女性　2. 男性　3. 未婚
 4. 既婚
B. 年代は
 1. 10代　2. 20代
 3. 40代　4. 50才以上
C. お子様は
 1. いる　2. いない
 いれば（　　）人
D. 今後子供が欲しいか？
 1. ほしい　2. ほしくない
 3. わからない
E. 今までに不妊症の治療（相談）をした事がありますか？
 1. ある　2. ない
F. 「体外受精」という言葉について
 1. 内容についてもくわしく知っている
 2. 少しは知っている
 3. 聞いたことは有るがくわしくは知らない
 4. 全く知らない
G. 不妊症の治療法の一つとしての体外受精，胎芽移植は
 1. 行ってもよい
 2. 条件つきで行っても良い（その条件とは）
 3. 行うべきではない
 4. わからない

G-1. 上の質問で1. と答えた人のみ
 1. 外国ではすでに一般化して行われているから
 2. 子供を産むか否かは夫婦間だけの問題で夫婦二人が納得すれば良いから
 3. 体外受精以外の方法では妊娠できない人に対しては止むを得ないから
 4. 現代の医学を信頼しているから
 5. 体外受精は将来不妊症の一般的な治療方法の一つになると考えるから
 6. その他（例えば）
G-2 上の質問で3. と答えた人のみ
 1. 倫理，宗教，慣習上なじまない
 2. 安全性に問題が有る
 3. 成功率が低い
 4. 費用が高い
 5. 遺伝子操作など今後に問題を残す可能性が有る
 6. その他（例えば）
H. もしあなた（あなたの奥様）が不妊症で体外受精以外の方法では妊娠が望めないと医師から宣告されたら
 1. 体外受精を受けてでも子供が絶対欲しい
 2. 受けることを考えてみる
 3. 体外受精は受けない
 4. わからない

資料5　体外受精についてのアンケート調査報道

体外受精　半数が OK
「不妊症の福音」
　徳島大千人アンケート
(毎日新聞　昭和58年4月2日)
徳島大学・倫理委員会で審議中の体外受精の臨床応用について，一般市民千人を対象にアンケート調査を実施．

東北大が体外受精の妊娠成功を発表する前の2月11日から3月1日にかけ，徳島県内在住の不妊患者，母親，独身男女ら千人を対象として，8項目の設問(**資料14**)に対する選択肢回答を求める形式．
1000人のうち683人(男134人，女526人，不明23人)から回答を得た．

体外受精の是非について，「行ってよい」が212人，と「条件付きで行ってもよい」が132人，合わせて344人(50.3%)が体外受精を容認した．
「行ってよい」理由として，「体外受精以外の方法では妊娠できない人は止むを得ない」が48.6%で最多，「夫婦が納得すればよい」が主であった．
「行うべきでない」と否定回答したのは88人(12.9%)で，「わからない」は247人(36.2%)で，否定の理由として，「遺伝子操作など今後に問題を残す可能性がある」「倫理，宗教，習慣上なじまない」などが挙げられている．

毎日新聞　昭和58年4月2日 (所定の手続きを経て引用許諾済)

資料6　ヒト受精と発生学研究に関する英国医学研究評議会声明

[序文]
　医学研究評議会はヒト体外受精卵の研究に携わる研究者を指導する原則が必要であるとの判断からこの声明を発表する．このガイドラインが本評議会の補助金を受ける研究者のみならず，この分野の研究者すべてに効力が及ぶものと信じている．

[背景]

1978年に本評議会は助言グループ＊を設け，ヒト体外受精と胚移植研究に対する方針を検討してきた．助言グループの方針としては，この種の研究の倫理面にのみ着目し，特定の科学的側面についてはこれを取扱わないことに決めている．

胚を子宮に戻さない場合の体外受精の研究が科学的に健全であり，その研究目的が明らかで容認できるものであるならば，その研究を進めてよいと，助言グループは医学研究評議会に報告している．また卵管閉塞による女性不妊の場合，体外受精・胚移植は，一般の医師・患者間の倫理が適用できる治療処置と認めることとし，本評議会もこの案への支持を表明した．1982年5月には，助言グループは委員を増員すると共に，下記の権限を新たに掲げて再召集した．：

「ヒト受精・発生の研究における最近の，また今後予想される発展を検討すること」

「この種の研究分野の研究要請を審査する場合に必要な倫理的よりどころを医学研究評議会に助言すること」

この助言グループの結論も，医学研究評議会の方針に適合するものであるとして本評議会はこの結論を承認した．

「ヒト受精・発生に関する研究のガイドライン」

ⅰ）ヒト体外受精の過程，受精卵に関する研究は，科学的に健全であれば倫理的に受け入れられ，研究を進めてよい．但し，次の二条件を満たす場合である．すなわち実験の結果生じたり，実験に使った胚を子宮に戻さないこと．また研究の目的が明確で，避妊・鑑別診断，不妊症，遺伝病等の診療に直接関係あることである．

ⅱ）各実験ごとに，精子・卵の提供者に知らせた上での同意が必要である．精子銀行の精子は，特別に研究用に集められたものでない限り実験に使用してはいけない．各実験ごとに，適切な個別の科学研究倫理委員会の承認をうけるべきである．

ⅲ）治療のために体外受精したヒト卵が不必要になった場合，卵・精子提供者の同意が得られたならば，健全な研究に使用しても倫理的に叶っている．

ⅳ）ヒト受精卵は着床期を越えて培養してはならない．また実験目的の不明確な研究のために保存してはならない．

ⅴ）動物実験の結果が常にヒトに適用できるわけではないが，動物の受精卵実験で，体外受精・胚移植の潜在的危険性を割り出すのも有効だといえよう．適切な動

物モデル実験は胚の凍結保存が妊娠に影響しないことを確認する上で必須である．

vi) 種間受精の研究は不妊男性精子の貫通性，染色体構成の知見を得るに有用であり，援助すべきである．その受精卵は，初期分割期以上に発育させてはいけない．

＊医学研究評議会助言グループ　委員長　G.S.Dawes　教授　他委員10名

Research related to human fertilization and embryology
(Statement by the Medical Research Council, British Medical Journal 285: 1480, 1982)

資料7　アメリカ生殖医学会・体外受精に関する倫理声明

1　体外受精以外の方法で治療不可能な不妊症に対して本法を適用することは倫理的と考えられる．

2　体外受精プログラムに加入する如何なるカプルも，話し合いの上体外受精の操作の各段階に亘る適切な同意書に署名するものとする．配偶子と胚 (concepti) は提供者に帰属すものとする．従って提供者は，ここに纏められた医学と倫理のガイドラインの範囲内で，分別を以て処分する権利を有するものとする．

3　治療周期において移植に必要な数以上の余剰胚が得られた場合，本声明の4，5，あるいは6の条項に則って，カプルの選択によって決定することが出来る．

4　提供された胚を用いた科学的研究は，着床が通常起こる時期以前に実施されるなら，倫理的に受け入れられるものである．この条項の目的に照らして，受精の後14日が限度であると考えられる．

5　移植されなかった胚は14日を超えて発育させることは許されず，科学的研究に供することなく処分されるべきである．

6　胚凍結保存は次回配偶者への移植のために許容される．胚の凍結保存期間は卵子提供者の生殖年齢を超えてはならない．ただし，非使用の凍結胚は，本声明の4，5，あるいは7の条項に則って処分すべきものとする．

7　不妊問題が提供者の満足が得られる形で解決した後，未移植胚が他の不妊カプルに提供されることは，その行為によって生れる子に関する如何なる訴えも除かれ，提供者と被提供者の間の匿名性が養子縁組などの制度で保障されるという条件の下であれば，倫理的に容認できる．

8　精子提供による授精は，他の非配偶者間人工授精と同様の操作と見做すことが

でき，通常の体外受精でも妊娠に至らない男性に適用することは倫理的に受け入れることができ，かつ健全な方法と考えられる．
9 卵子提供は，卵子を欠如する女性あるいは卵子が現代医学技術によって得ることの出来ない女性に対しては，倫理的かつ健全であると考えられる．

アメリカ不妊学会（アメリカ生殖医学会の前身）の臨時委員会報告：
Howard W Jones, Jr　委員長，Anne Colston Wentz, Martin M Quigley, Richard P Marrs, C Alvin Paulsen

Ethical statement on in vitro fertilization (American Fertility Society, Fertility and Sterility 41: 12, 1984.)

資料8　ヘルシンキ宣言

ヒトを対象とするbiomedical研究に携わる医師のための勧告
(1964年ヘルシンキで開催された第18回世界医師会総会にて承認．1975年の東京における第29回総会にて修正）

緒　言

人々の健康を守ることが医師の使命である．医師は，自己の知識と良心を以てこの使命達成のために尽くさなければならない．

医師は，世界医師会 (World Medical Association) のジュネーブ宣言 (The Declaration of Geneva) にある「自分の患者の健康を第一に考えなければならない」という条項を固く守るべきであり，また医の倫理に関する国際規定 (International Code of Medical Ethics) には「人間の肉体的または精神的抵抗力を弱めるような行為や助言は，すべてそれを受ける人のためになる場合にだけするべきである」と宣言してある．

ヒトを対象とするbiomedical研究は，診断法，治療法及び予防手段の向上と疾患の病因及び病態の究明を目的としなければならない．

今日の医療における診断法，治療法または予防手段のほとんどは危険を伴い，これは，ヒトにおけるbiomedical研究の場合に一層あてはまることである．

医学の進歩は，研究の一貫として最終的には，ヒトにおける実験結果に依存しなければならない．

ヒトを対象とするbiomedical研究の分野では，患者の診断や治療のための研究

資料編

を基本目的とする場合と，本来の研究目的が純学問的見地からのものであって被験者の診断・治療とは直接関係のない場合と，根本的に区別をしなければならない．

　環境に影響を及ぼすことのある研究を行なう際には特別の注意が必要であり，また研究に用いる動物の愛護についても配慮しなければならない．

　学術知識を深め病気にかかって苦しんでいる人々を助けるためには，研究室での実験結果をヒトに応用することが必須であるので，世界医師会は，医学研究に携わる医師への指針として，次に掲げるような勧告を作成した．これらの勧告の内容は今後も引き続き検討されねばならない．強調しておくが，ここに提起してある基準は，全世界の医師のための単なる指針にすぎない．従って，この基準に従ったにしても，医師は自国の法律により刑事責任，民事責任及び倫理的責任から逃れることはできない．

I　基本原則

1　ヒトを対象とした biomedical 研究は，一般に受け入れられている学問的原則に従い，適切に実施された研究室内の実験及び動物実験に裏付けられ，さらに学術文献に精通した知識に基づいてなされたものでなければならない．

2　ヒトを対象とした研究の個々の実験計画及びその実施の方法について実験計画書に明確に記載し，特別に任命された独立した委員会において審議され，意見並びに指針を受けるために，同委員会に実験計画書を提出するべきである．

3　ヒトを対象とした biomedical 研究は，臨床家として優れた医師の監督の下に，学問的有資格者によってのみ実施されるべきである．研究対象となる人（被験者）に対する責任は，常に，医師免許をもつ医学者が負わなければならないものであり，たとえ被験者が実験に同意していても，決してその被験者に責任を転嫁してはならない．

4　ヒトを対象とした biomedical 研究は，研究目的の重要性と被験者に起こり得る危険性とを比較検討して釣合いがとれていない場合に実施することは正当ではない．

5　ヒトを対象としたいかなる biomedical 研究においても，実施に先立って，被験者または他の人々にもたらされると予見できる利益と危険性とを慎重に比較検討するべきである．被験者の利益についての配慮は，学問的，社会的要請よりも常に優先されなければならない．

6　被験者が自己の安全を守る権利は常に尊重されなければならない．被験者の

プライバシーを尊重し，その肉体的，精神的な安全や人格に及ぼす研究の影響を最小限に留めるために，あらゆる予防策を講じなければならない．

7 医師は，研究に伴う危険性が予知できる自信がある場合以外は，ヒトを対象とした医学的研究を行うことを差し控えるべきである．実験によってもたらされると考えられる利益よりも危険性が大きいと判明した場合には，医師は全ての研究を中止するべきである．

8 研究結果を印刷物として発表する場合には，医師は研究結果の正確さを保つ義務がある．このヘルシンキ宣言にもられている原則に従っていない研究の報告を出版の目的で受理するべきではない．

9 ヒトを対象とした研究においては，被験者となる予定の人には必ず，その研究の目的，方法，予想される利益と起こるかもしれない危険性や実験がもたらすかもしれない不快感について，十分知らせておかなければならない．被験者となる予定の人には「この研究に協力しなくともそれは自由であり，すでに研究に協力していてもいつでもその同意を自由に撤回できること」を知らせておかなければならない．医師は，被験者が研究の内容を知らされた上で自由意志で行う同意（以下 informed consent という）を，被験者からできれば文書によって得ておくべきである．

10 informed consent を得る際に，被験者が医師に依存せざるを得ない立場にありはしないか，あるいは強迫感から同意することがありはしないか，ということに特に注意しなければならない．そのような場合には，その研究に携わっていないばかりか被験者とも何ら公の関係にはない医師によって，被験者から informed consent を得なければならない．

11 法的無能力者の場合には，その人の法的保護者から informed consent を入手するべきである．被験者が肉体的あるいは精神的に障害があるため，本人に研究の内容を知らせた上で同意を得ることが不可能な場合，または未成年者の場合には，その国の法律の定める所に従って責任ある親族による許可を以て被験者による許可の代りとする．

12 研究計画書には，倫理的配慮をしていることの記述が常に含まれており，ヘルシンキ宣言の基本的原則に従うものであることを明示しなければならない．

II 診療と兼ねて行う医学研究　（臨床的研究）

1 病人の診療に際して，新しい診断法や治療法が生命の救助，健康の回復，ま

た苦痛の軽減になると医師が判断した場合には，それらを用いることは差し支えない．
2 新しい方法により期待し得る利益と起りうる危険性や不快感については，現在行われている最良の診断法や治療法による利益と比較されなければならない．
3 いかなる医学研究においても，患者および，対照群の被験者がある時にはその人を含めて，すべての人が現在最善と認められている診断治療法を受けられることを保証しなければならない．
4 患者が研究に協力することをたとえ拒否しても，そのことによって医師対患者の関係を損じてはならない．
5 もし医師が，患者から informed consent を得るべきではない，と考える場合には，なぜそう考えるかについての特別の理由を，前出のⅠ．基本原則の第2項に述べた独立した特別委員会に提出するべく実験計画書にそのことを記載するべきである．
6 医師はヒトを対象とした biomedical 研究を医療と兼ねて行うことができるが，その場合には，その目的は新しい医学知識を得ることであり，この研究が患者に対して診断的または治療的価値があると予測される範囲に限られるべきである．

Ⅲ 治療と関係のないヒトを対象とした biomedical 研究 （ヒトを対象とした非臨床的 biomedical 研究）
1 医学研究を純学問的にヒトに応用する場合，その biomedical 研究の被験者の生命と健康を守る側に立つのが医師の義務である．
2 被験者となる人は，自発的協力者であって，健康人か，あるいはその実験計画とは無関係な病気の患者であるべきである．
3 研究者あるいは研究チームは，もし実験を続ければ被験者に有害になると判断した場合には，実験を中止すべきである．
4 ヒトにおける研究において，学問的興味や社会的要請を，絶対に被験者の福祉に対する配慮より優先させてはならない．

（京都大学・医の倫理委員会訳）

資料9　体外受精で児を得た患者の手記

　子供を諦めていた私達にとってIVFで子供を授かったということは，今までの人生の中で最大の喜びとなりました．確かに，妊娠を知ってから，子供が産まれるまでは喜びと不安が交錯していましたが，今，我が子をこの手の中に抱きしめて幸せをしみじみとかみしめています．この日が来ることをどんなに夢みていたか……．この子が産まれてから毎日がバラ色の生活に変わりました．今回，妊娠できるまで，何度泣いた事か，もう涙が枯れるかと思うくらい泣いたはずなのに，今又涙が出てきます．でも今度は，嬉し涙です．同じ涙でもこんなにステキな涙もあるのですね．

　思いおこせば22才の時外妊をして，自分なりに本などを読んでいると，おそらく自分にはIVF以外では子供を授かるのは無理だろうと思っていました．しかし，10年前の日本ではどこでもIVFなど実施されていなかったし，無駄とは思っても，IVFが受けられるまで，さまざまな治療を試みましたがやはり無理でした．その間，真剣にイギリスまで行こうかと考えたこともありましたが，莫大な費用，時間，それに何といっても成功率の低さ…．．やはり日本でIVFが実施されるのを待つしかありませんでした．やがて，東北大の成功，自分にもIVFが受けられるかもしれない……子供を授かるという以前のIVFを受けることができるという事だけでも何かすごく希望が湧いてきました．だから，京大でIVFが実施されて，自分も受けることができるとわかった時は，本当に嬉しかった．でも成功率の低さも知っていたので，殆ど，妊娠できるという期待は持っていませんでした．ただもう，わらをもすがるという感じと，自分がやれることは全てやったという自分への言いきかせ（後悔しないですむために）でした．それが妊娠できて，子供を授かる事ができるのだから，本当にラッキーでした．しかし，このIVFがうけられるようになるまでに，すでに8年近い歳月が過ぎて，この8年の歳月は本当に長くて苦しかった．

　もちろん子供だけが人生じゃないし，キャリアウーマンと言われて独身でも仕事にバリバリ意欲を燃やしている方もたくさんいらっしゃると思います．でも，私のように小さい時から子供が大好きで，早く子供が欲しくて，たくさん子供が欲しくて，大学を出て，働きもせずにすぐ結婚した人間にとって，自分が子供を持ってないなんて考えてもいなかった．もちろん，夫婦二人の生活も気楽で，それなりに楽しかったけれど，やはり諦められない．子供がいない生活というのは私に

資料編

とっては，寂しい悲しい事でした．それに子供がいないという事は夫婦二人だけの問題だけでなく，周囲のモロモロの事から神経が参る状態でもありました．だから，今日はもう IVF に感謝あるのみです．又先生方にはとても言葉では言い表せない位，心の底から感謝しています．そして今，人間というものは欲張りもので，前は一人だけでも子供を授かれば，こんなに嬉しい事はないと思っていたのに，一人授かるとこんなに子供が可愛いものなら，又 IVF を受けてでももう一人欲しいなどと思ってしまいます．

それから，最近は減ってきたようですが，IVF に対して偏見を持っている人がいるようですが，IVF を受けている人間が誰よりも自然妊娠したいと思っているのです．自然妊娠が一番いいと思っているのです．でもそれが不可能だから苦労しているのです．結婚して子供が欲しいというささやかな願い，人並の幸せを願っているだけなのです．みんな真剣なんです．必死なんです．わたしの場合，家族の理解を得ることができましたが，親，兄弟の反対で受けられない人，内緒で受けている人もいるようですが暖かい目で見守ってほしい，と思います．遺伝子操作とか受精卵の取り扱い方とか，生命誕生という神秘の世界に人間がどこまで踏み込むか etc 難しい事もいろいろあるでしょうし，人それぞれ考えも異なる事とおもいますが，私のように，子供を授かったことで，人生がこんなに変わって，こんなにも幸福になれる人間もいるのですから．

ただ一つ気にかかる事は，幸い私は子供を授かる事ができましたが，京大は今のところ IVF は研究段階という事で，費用もそう高くないですが，そのうち実費になると，何回受けたら妊娠できるというというものではないので，患者にとっては精神的にも経済的にも相当負担になる事と思います．そのためにも早くこの治療法にも保険がきけばいいのにと思います．命に別状のないものに保険を使うのは贅沢だと言われる方もいらっしゃいます．確かに生死を分ける病気から見れば贅沢に見えるかも知れませんが，見た目には明るく元気そうな人でも，これは精神的な病なので相当苦しんでいる人がたくさんいるという事も考慮していただきたく思います．

取りとめのない文になりましたが，IVF によって得られたこの私の幸せを多くの人と分かち会う事ができる事を祈りつつ終わらせていただきます．

昭和 63 年 5 月 14 日　受理

資料編

資料10　徳島大学プログラム・出産第1例　報道関係者宛の患者手記

報道関係者の皆様へ

　ご質問に対して充分な答えにはなっておらず申し訳ございません．又，順序も前後しておりますが現在の素直な気持ですのでよろしくご了解ください．そして，これが私達夫婦および子供および身内の者に関する最後の報道となりますようどうかよろしくお願いいたします．
　おそらく私達夫婦にとって最大限の激動の時であったと思います．ほんとにさまざまなことがありました．この間長いようでもあり，又短いようでもありますが，今はやっと港についてほっとした感じです．子供がいなくて悩んだり苦しんだはずなのに不思議と思い出せません．

　森教授はじめ先生方，スタッフの方々ほんとうにありがとうございました．とても言葉では言い表せませんが私を含めて不妊に悩む患者に対する昼夜のご努力の数々をみて，ほんとうに敬服し，心から感謝いたします．始めて徳大を訪れた時から何度も何度もさまざまなことについての説明や話し合いの時間を先生方の方からさいていただきました．そのためほんとうに不安なく，むしろ"たとえどのような試練があろうとも"という決心や"父親・母親になる自覚"が大きくふくらんでいったように思います．
又，暖かい看護の手とはげましをいただいた看護婦の皆様方，ほんとうにありがとうございました．

　そして倫理委員会の存在については私達夫婦にとっておおきな荒波を受けとめてくれるどっしりとした船のようでした．ほんとうに幸いでした．その船に乗せていただいてやっと港が見えてきたように思います．でも，今一人で生き抜こうとしているわが子にとりまして港は見えたものの決して停泊できたわけではありません．"荒波の中に投げ入れないでほしい""そっとしておいてほしい"それが私達両親の願いです．いろいろな方がいろいろな意見を議論されていました．私達は，この子はたくさんの人々から祝福され，たくさんの人々の力でうまれてきたのだと信じています．また近い将来，胸を張ってそのことを我が子に話せる日が来ることを信じています．だからこそほんとに平凡でいい，どんな小さな力でもいい社会に何かしら役に立つ人になってほしい……．そんな人に育った時に始めてたくさんの方々への恩返しができるような気がいたします．どうか皆さん，それま

で静かに見守って下さい．今はそれが唯一の願いです．
　そして数多くの不妊で悩まされているご夫婦に一日でも早くお子様が授かりますことを願ってやみません．
ほんとうにありがとうございました．

資料11　日本生殖再生医学会・理事会内倫理委員会

ヒト体外造成配偶子の開発研究の在り方に関する見解
平成21年1月24日

委員長	森　　崇英	（京都大学名誉教授，日本生殖再生医学会・理事長）
委　員	久保　春海	（東邦大学名誉教授，日本不妊予防協会・理事長）
	鳥居　隆三	（滋賀医科大学・動物生命科学研究センター・教授）
	佐藤　英明	（東北大学・農学研究科・教授，日本受精着床学会・理事長）
	野瀬　俊明	（三菱化学生命科学研究所・主任研究員）
	香山　浩二	（兵庫医科大学・産婦人科学・教授）
	佐々木裕之	（国立遺伝学研究所・人類遺伝研究部門・教授）
	奥山　明彦	（大阪大学・医学部泌尿器科学・教授，日本泌尿器学会・理事長）
	宇都宮隆史	（セントルカ産婦人科・院長）
	玉置　知子	（兵庫医科大学・遺伝学・教授）
	金城　清子	（龍谷大学・法科大学院・教授）
	北脇　城	（京都府立医科大学・産婦人科学・教授）
	粟屋　剛	（岡山大学・大学院医歯薬学総合研究科・生命倫理学分野・教授）
	菅沼　信彦	（京都大学・大学院医学研究科・人間健康科学系専攻・教授）
幹　事	島田　昌之	（広島大学・大学院生物圏科学研究科・准教授）

意見を頂いた有識者・市民団体代表者
　　　　　　塩田　浩平　　（京都大学・副学長・理事）

資料編

西川　伸一　　（理化学研究所，発生・再生科学総合研究センター・
　　　　　　　　幹細胞研究グループ・グループ長）
山中　伸弥　　（京都大学再生医科学研究所・教授，物質―細胞統合
　　　　　　　　システム拠点・iPS 細胞センター・センター長）
末盛　博文　　（京都大学再生医科学研究所・幹細胞医学研究セン
　　　　　　　　ター・准教授）
松本亜樹子　　（NPO 法人 Fine の会・理事長）
中野　明子　　（ひまわりの会（大阪）・会長）
岸本佐智子　　（ひまわりの会（大阪）・前会長）

内 容 目 次

はじめに

§1　設置の背景

　1　臨床的背景
　2　生命科学的背景
　3　iPS 細胞由来の配偶子造成を巡る国際情勢

§2　目的と方針

　1　目的
　2　基本方針
　3　現行規制との整合性
　4　取扱い範囲と研究の進め方

§3　配偶子造成の生命科学的原理

　1　除核未受精卵子への体細胞核移植による半数化
　2　体細胞核移植胚由来の ES 細胞（SCNT-ES）からの配偶子造成
　3　骨髄由来生殖幹細胞
　4　人工多能性幹（iPS）細胞

資料編

§4　生殖再生医学の生命倫理

　　1　生殖医療の特殊性
　　2　ヒト胚の尊厳
　　3　ヒト配偶子取扱い上の倫理的配慮
　　4　有性生殖
　　5　胎生発生

§5　配偶子造成に関する研究の現状

　　1　体外培養（in vitro）下における精子分化
　　2　体外培養（in vitro）下における卵子分化
　　3　霊長類

§6　研究の意義，遂行の可能性と課題

　　1　開発研究全体の意義
　　2　受精能および着床周辺期胚までの発生能を検証する各論的意義
　　3　研究遂行の可能性
　　4　研究遂行上の課題と措置

§7　ヒト体外配偶子造成法の開発研究に係わる規制の在り方

　　1　研究体制の整備
　　2　ヒト多能性幹（iPS/ES）細胞を基点とした生殖細胞の分化誘導に関する規制枠組み
　　3　ヒトiPS細胞由来の体外造成配偶子のin vitro機能評価

むすび
文献
参考資料
図表

はじめに

　世界初の体外受精児の誕生（1978年）以来，過去30年間体外受精に関する基礎的，臨床的研究は急速な進展を遂げ，生殖補助医療 assisted reproductive technology（ART）と総称される不妊治療体系が樹立されるに至った．この治療法は急速に普及し，日本産科婦人科学会（日産婦学会）の年次調査では，平成18年には治療周期数は凡そ14万回を数え，約2万人の体外受精児が出生している．このような輝かしい成果の陰にはART治療の恩恵に浴さない不妊患者が存在することもまた厳然たる事実である．これらの患者は卵子や精子などが何等かの原因により形成されないか機能廃絶に起因する配偶子型の絶対不妊である．

　他方，近年における幹細胞生物学とクローン生物学の新しい展開は，個体発生や生殖細胞の分化に革新的な知見をもたらしつつある．これらの知見を活用すれば体細胞から自己の生殖細胞を造成するという生命科学技術の開発の可能性が見えてきた．中でも，ヒトES細胞[1]からヒト生殖細胞の作製は禁止されているものの（ES指針，文部科学省告示：平成13年度第155号，平成19年度第87号），京都大学再生医科学研究所の山中伸弥教授らの開発したヒト人工多能性幹（induced pluripotent stem, iPS）細胞[2]は，ヒト配偶子造成について生命倫理と生命科学技術の両面から極めて有益かつ有力な方法論を提供する可能性が大きい．

　体細胞からiPS細胞を経由した生殖細胞への分化誘導技術の開発には，自己体細胞への分化誘導と同程度あるいはそれ以上の困難が予想される．生命倫理的にも，受精胚を損壊しないから許される，とする考えは安易に過ぎるきらいがある．日本生殖再生医学会は，配偶子型絶対不妊の発生機序の解明並びに治療を窮極の目標の一つとして掲げた学会であるので，多能性幹細胞[2]等の幹細胞から生殖細胞を誘導する科学技術の開発に積極的に取組むべ

---

[1]　ES細胞：着床周辺期胚の内細胞塊 inner cell mass（ICM）に由来する細胞で，＊未分化のまま自己複製（増殖）する，＊培養下で内・中・外胚葉の細胞種に分化する，＊マウスにおいては，初期胚への移植によってキメラ個体の形成に寄与し，生殖細胞を含む全ての細胞種に分化するという特性を持つ．

[2]　多能性幹細胞：pluripotent は全能性とも万能性とも訳されるが，本委員会では山中教授の発表論文にしたがって多能性と訳す．類似語で全能性・万能性と訳される totipotent は，受精卵や2

き立場にある．そこでヒト人工/胚性多能性幹(iPS/ES)細胞などから生殖細胞を誘導する開発研究の在り方について，学会としての指針を纏めることを目標として，「体外造成配偶子[3]の開発研究の在り方に関する倫理委員会」を理事会内に設置し，開発研究の在り方についての見解を提案することとした．

§1 設置の背景

1 臨床的背景

体外受精児の誕生以来過去30年の間に，体外受精に関する生命科学技術は大きな躍進を遂げ，生殖補助医療(ART)と包括される不妊治療体系が樹立された(**図1，本書7頁のものと同じ**)．本邦では昭和58年に体外受精第1児が誕生したが，日産婦学会の年次集計によれば，平成18(2006)年の年間139,467周期数の治療により19,587児(累計174,456人)が出生しており，同年の総出生児数1,092,674人に対し実に1.79％(56人に1人の割合)に達している(日産婦誌，2008)．

体外受精動物の生殖様式をヒトに応用したこの生命科学技術は，これまで専ら体内受精方式に依存していた不妊治療に革命的な躍進をもたらしたが，ARTの対象患者は婚姻夫婦(またはそれに同格の法的関係にある男女)に限られ，非配偶者間のARTは日産婦学会の指針(日産婦学会・会告，1983年)では認められていない．一方，配偶子の器質的欠如や機能廃絶に起因する配偶子型絶対不妊に対しては配偶子提供しか道は残されていないものの，この治療法は非配偶者間のARTとなるので上記日産婦学会の指針では認められない．非配偶者間の生殖補助医療によってでも子を欲する夫婦は，代理懐胎[4]

細胞期胚割球のように，その細胞自身が個体形成能を持つ場合に限られ，この点でpluripotentとは区別される．

3) 体外造成配偶子：多能性幹細胞由来配偶子 pluripotent stem cell-derived gametes (PSCDG) の略語として幹細胞由来配偶子，体外分化配偶子，体外造成配偶子などが挙げられるが，本見解では体外造成配偶子という用語に統一する．

4) 代理懐胎 surrogacy/surrogate conception：先天性子宮欠損，子宮摘出術あるいは早発卵巣不全等に起因する絶対不妊に対する非配偶者間の生殖補助医療．借り腹(ホストマザー) gestational

を希望してアメリカなど外国での治療を受けざるを得ない状況にある（いわゆる reproductive tourism）．

このような事態打開のため厚生労働省は厚生科学審議会のなかに「生殖補助医療技術に関する専門委員会」，続いて「生殖補助医療部会」を設けて検討した．そしてその結果を踏まえて厚生労働省実施案（厚生労働省雇用均等・児童家庭局母子保健課，2003）を策定したが国会の審議には付されなかった．他方，日産婦学会（日産婦学会・会告，2003；日産婦学会・会告，2004）ならびに日本受精着床学会（受着学会）（受着学会・倫理委員会報告，2003）でも精力的に検討された結果，互いに異なる結論を公表した．これはそれぞれの調査主体の立場の相違を反映したもので，厚生労働省は行政，日産婦学会は出生する子の立場と社会的受容性，受着学会は患者の権利を重視した見解といえる．

非配偶者間生殖補助医療の実施案の作成過程で，厚労省は一般国民を対象として，また受着学会は厚労省調査を補完する意味で不妊患者を対象として，大規模アンケート調査を実施している．その結果を踏まえて，厚生労働省実施案では代理懐胎は禁止，精子と卵子提供は条件付認可との案を作成した（厚生科学審議会・生殖補助医療部会，2003）．一方，受着学会調査では厚労省調査に比べ配偶子提供，代理出産何れに対しても大幅に高い容認度を示した（受着学会・倫理委員会報告，2003）．この調査報告に盛られた内容で当初予期できなかったことは，卵子の欠損，数の減少，あるいは機能欠落に起因する絶対不妊が全体の 6.6% に認められたことである．これらの患者は卵子提供を受ける適応候補であるが，厚生労働省実施案（厚生労働省・母子保健課，2003）では匿名の卵子提供しか認めていないので，医療現場では事実上提供者は現れない．無精子症患者についても類似のことがいえる．また，たとえ卵子や精子の提供が顕名で認められても絶対不妊の治療には限界がある．その理由は，自らのゲノムを継承する子供を持ちたいという自然の希求に加えて，わが国では血縁重視の傾向が強いため非配偶者間 ART への理解と関心

---

surrogacy と代理母（サロゲイトマザー）genetic surrogacy とがある．前者は子宮に原因がある子宮型絶対不妊に対する治療法で，婚姻夫婦の配偶子を体外受精してできた胚を第三者の子宮に移植して遺伝的な実子を得る方法であるので体外受精型とも言われる．後者は卵子に原因のある配偶子型絶対不妊に対する治療法で，夫精子を第三者の子宮に人工授精して子を生んで貰う方法であるので人工授精型ともいわれ，子は妻のゲノムを継承していない．借り腹という用語はヒトについて用いるのは不適切であるとの判断から，受着学会・倫理委員会は代理出産としている．

も低いためである．従って，血縁重視の厚い社会的バリヤーのため脱血縁主義はなかなか根付きそうにない．

2 生命科学的背景

過去30年の生殖発生生物学の進歩は目覚しく，その基盤となったのは幹細胞生物学とクローン生物学における革新的知見といえる．1981年エバンスらによるマウス胚性幹（embryonic stem, ES）細胞の株化成功（Evans and Kaufman, 1981），この流れを受けて1998年ウィスコンシン大学のトムソンらによるヒトES細胞の樹立はヒト幹細胞生物学への扉を開いた（Thomson et al, 1998）．ヒトES細胞を出発点とした各種体細胞への分化誘導技術の開発は，夢の再生医療を実現すべく目下国内外で鋭意研究が進められている．その中で，配偶子への分化誘導は現行のARTの治療対象外である配偶子型絶対不妊に対し，生殖細胞の発生原理に則った配偶子造成という治療法を開発できる可能性が高い．もう1つ，ヒトES細胞の樹立の1年前，英国ロスリン研究所のウイルムットらによるクローン羊ドリーの誕生もまた生命科学の革新的業績であった（Wilmut et al, 1997）．これまでの発生生物学の常識を覆すこの成果は，哺乳動物でも卵子が初期化能を有することを立証する事実である．反面，この技術を用いることは，クローン個体の作出の可能性もあること，ヒト受精胚からヒトES細胞の誘導には受精卵の損壊を伴うこと，ヒト卵子を用いて体細胞核移植によるクローン胚由来ES細胞の作製には多数の卵子を必要とすること等，生命科学と生命倫理に深刻なジレンマをもたらすことにもなった．

このような矛盾を孕みながらも，この革命的な生命科学の進歩を如何にして生殖医学と医療の進歩に応用するかの科学的努力も重ねられてきたが，方法論上の決定的な躍進は見られなかった．このような閉塞状況の中で，幹細胞生物学とゲノム生物学の手法を駆使して体細胞の初期化に挑戦した結果，平成18年（2006）年山中伸弥教授らがマウスで，次いで翌年にはヒトで，人工多能性幹（iPS）細胞の創出に成功した（Takahashi and Yamanaka, 2006; Takahashi et al, 2007）．

3　iPS細胞由来の配偶子造成を巡る国際情勢

　ESあるいはiPS細胞由来の配偶子造成に関し，平成20 (2008) 年4月国際的に著明な科学者，法律・倫理学者など43名（日本からは2名）から構成されるヒンクストン・グループ (The Hinxton Group, An International Consortium on Stem Cells, Ethics and Law) が，英国ケンブリッジで多能性幹細胞を用いて配偶子を分化誘導することに関して集中的な討議を行い，その結果を集約して「万能幹細胞由来配偶子造成の科学，倫理と政策課題に関する共同声明」(Consensus Statement: Science, Ethics and Policy Challenges of Pluripotent Stem Cell-derived Gametes, 2008) を平成20 (2008) 年4月11日付で発表している (The Hinxton Group, 2008)（参考資料1）.

　その内容は，「ヒト多能性幹細胞に由来する配偶子の研究は，相当の科学的価値があり，配偶子生物学の基本メカニズムの理解や臨床的諸問題の克服につながる可能性を持っている」との現状認識のもとに，これまでの報告と論理的考察から考えると，ヒト多能性幹細胞から，ヒト卵子と精子を全面的あるいは部分的に体外培養下で分化誘導することは，可能であるとしている. そのためには，造成された配偶子の生殖機能の検定が必要であり，受精能や初期発生能を持つことを証明しなければならないとしている.

　期待される社会的意義として，ヒト生殖補助医療に新しい選択肢を加える技術開発をもたらす可能性があることのほかに，配偶子研究の進歩は実質的に社会が合意する目的に対して，例えば遺伝病，ある種の生殖細胞癌を含む発癌などに対して予防や治療法の開発に繋がる知見をもたらすとしている. これらの現状認識と社会的意義を踏まえて，7項目に亘る勧告を提示しており，特に注目されるのは，社会は科学を規制する権限を有し，そして科学者は法に従う責任があるとしていることである. しかし，政策立案者は，純粋に社会道徳的規範に照らして容認の枠を逸脱するとの正当な事由が認められない限り，科学的探究に干渉することは控えるべきであるとしている.

　この声明は，社会的受容性を総合的，かつ個別社会の自主性を尊重しながら，科学研究を人々の福祉に還元することを基本方針と表明している.

§2 目的と方針

1 目的

本学会の設立趣旨に鑑み，当委員会はヒト多能性幹細胞からヒト生殖細胞（配偶子）の体外造成法の開発研究の在り方についての提言を目的とする．ここで言う配偶子とは，形態だけでなく受精能と胚発生支持能，ゲノム機能など自然発生の配偶子と同格の有性生殖能を備えたものを指す．

2 基本方針

基本方針を以下のように設定した．

① 研究範囲を基盤研究に限定し，これを動物研究とヒト研究に区分する．
② 幹細胞の起源如何に拘わらず，造成したヒト卵子に対しては相応の倫理的配慮を以って取扱う．
③ 対象とするヒト iPS 細胞，ヒト ES 細胞，ヒト組織幹細胞の3種のヒト幹細胞を同格の前駆細胞として包括的に取り扱う．
④ 研究過程を動物研究とヒト研究に区分し，原則として段階的に行うこととするが，斯界における世界の動向と情勢を慎重に見極めつつ，弾力的かつ総合的に進める．
⑤ 本研究は，科学的合理性，倫理的妥当性，並びに社会的受容性を持つという原則に適合するよう計画するものとする．
⑥ 研究の実施に当ってはその透明性を確保するものとする．

3 現行規制との整合性

本委員会の目的遂行のためには，現存の規制との整合性を考慮しなければならない．関連する規定としては，クローン技術規制法（平成12年）の第3条（参考資料2），特定胚指針（平成13年12月）の第2条及び第9条（参考資料3），ES 指針（平成19年5月改訂）の第45条（参考資料4）並びに文部科学省研究振興局長通知（平成20年2月，参考資料5；参考資料5　別添）等がある．Nature 誌は（Cyranoski, 2008），iPS 細胞からのヒト生殖細胞造成には慎重な配慮が必要との Yamanaka 見解を取り入れて，当面の間モラトリアム的に禁止措置を取るという日本政府の方針を報道している．

この研究振興局長通知のなかで,「ヒト組織幹細胞やヒト人工多能性幹(iPS)細胞に係る基礎研究については,国の定める指針等の対象となっておらず,これらの細胞を用いた上述の行為（生殖細胞の作成を含む）も禁止されていない」とした上で,「ヒト ES 細胞に加えてヒト組織幹細胞及びヒト iPS 細胞からも生殖細胞が生成される可能性があることを踏まえ,科学技術・学術審議会／生命倫理・安全部会は,これら幹細胞共通の問題として生殖細胞の作成に関する考え方について,特定胚及びヒト ES 細胞等研究専門委員会（ES 専門委員会）において検討を進めさせることを決定した」としている.

そこで本委員会は,研究振興局長通知の趣旨を踏まえた上で,起源の如何を問わず,分化した生殖系列細胞（ヒト配偶子）はヒト受精胚を構成し得る細胞との認識の下に,人命の萌芽たるヒト受精胚の尊厳を損なうような研究はこれを回避すべきであると考える.従って,研究の透明性の確保と造成配偶子に対する生命倫理上の配慮を行うことを基本方針に取り入れた.

4　取扱い範囲と研究の進め方

目的の達成に向って,基本方針に則り,取り扱い範囲と研究の進め方を次のように設定する.

取り扱い範囲については,マウス,サル等の動物,また必要に応じて家畜における体外配偶子の造成法の開発に関する in vitro, in vivo の研究,及びヒトに関しては in vitro に限定した研究とする.

研究の具体的な進め方については,動物研究とヒト研究を区分した上で,段階的に進める.第 1 段階では,マウス,サル及びヒト iPS 細胞から配偶子の体外造成法の開発を目標とする.第 2 段階では,動物及びヒト体外造成配偶子の in vitro 機能検定（受精能,発生支持能）,並びに正常性検定（染色体,エピジェネティクス等）を目標とする.第 3 段階においては,動物の体外造成配偶子を含む擬似胚を胎内に移植し,in vivo での着床能,胎内発育能,及び産子について可能な限りあらゆる角度から,その正常性の検証を目標とする.この正常性の検定においては,サルを用いた 2 世代に亘る追跡調査による安全性の確認を含むものとする.なお後述のように,ヒト擬似胚の胎内移植は厳禁とする.但し,研究全体の進捗状況により各段階の目標を繰り上げることも考慮する.

資料編

1) 動物研究：マウスおよびサル
   ① 体細胞から in vitro における iPS 細胞の分化誘導
   ② 分化誘導した iPS 細胞と ES 細胞から体外造成配偶子の開発
   ③ 体外造成配偶子のエピジェネティクスなどの正常性に関する機能解析
   ④ 体外造成配偶子の in vitro 受精能と胚盤胞までの胚発生能の検証
   ⑤ 発生した胚盤胞の正常性に関する機能解析
   ⑥ 胚盤胞をそれぞれの種の子宮内に移植し，妊娠経過および産子の正常性を検定
   ⑦ 造成配偶子の生殖系列細胞としての正常性を検定するため，少なくとも 2 世代に亘る追跡調査

2) ヒト研究：ヒト iPS 細胞，ES 細胞を対象とする研究については，in vitro 研究に限定するものとする．
   ① 分化誘導した iPS 細胞，ES 細胞から体外造成配偶子の分化誘導[5]
   ② 体外造成配偶子のエピジェネティクスなどの正常性に関する機能解析
   ③ 体外造成配偶子の in vitro 受精能について，ヒト余剰卵またはヒト精子を用いた検定
   ④ 体外造成配偶子の胚盤胞までの胚発生支持能を in vitro で検定
   ⑤ 体外発生した胚盤胞の正常性に関する機能解析

§3 配偶子造成の生命科学的原理

体細胞由来の配偶子造成の方法論では，現在明らかにされている限り，始原生殖細胞 primordial germ cell（PGC）の造成が第一関門となるが，模式的に示すと 4 つのルートがある（図 2）．

---

[5] 同じく多能性幹細胞の特性をもつ精子幹細胞由来の多能性生殖幹細胞（multipotent germ stem cell, mGS）及び始原生殖細胞に由来する胚性生殖細胞（embryonic germ cell, EG）からの体外造成配偶子の誘導もこれに含まれる．

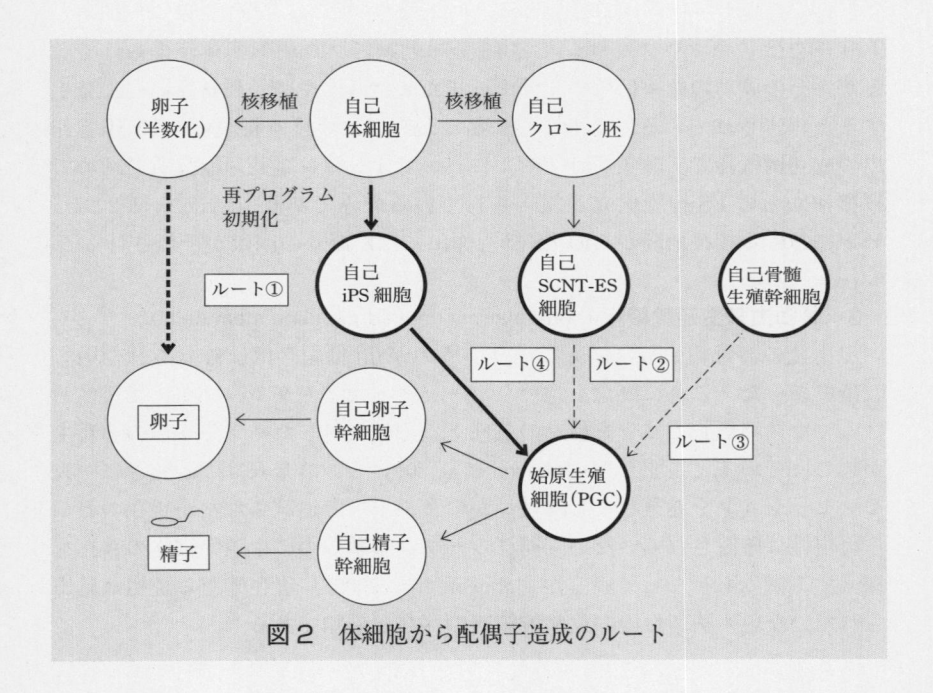

図2 体細胞から配偶子造成のルート

1 除核未受精卵子への体細胞核移植による半数化
Oocyte-induced haploidization of somatic cell nucleus

　卵子が半数化能をもつという性質を利用して配偶子を造成しようとする試みである．提供卵の細胞周期によってGⅤ期核とMⅡ期核移植とがあるが，現在までの報告をみる限り何れの時期の核移植も安定性と再現性に乏しい．何れにしろ，成熟を開始した卵子への移植であるので，移植細胞の核周期と卵細胞の核周期を同調させる必要がある．むしろ老化卵子の核を若年除核卵子に移植する方法が，卵子若返り方法として展望が開ける可能性が高い．

2 体細胞核移植胚由来のES細胞（somatic cell nuclear transfer—ES, SCNT-ES）からの配偶子造成

　体細胞を提供除核卵に移植して作製した自己クローン胚経由でES細胞を作製，それから自己ゲノムを取り込んだ配偶子を分化誘導する方法である．

ドリーをはじめマウス，ウシなど13種の動物でクローン個体が得られているが，その成功の確率は極めて低く，また異常妊娠や胎子異常も高率に発生すると報告されている．一方，霊長類においては核移植胚からのES細胞作出の成功例は稀で，昨年アカゲザルにおいてオレゴン霊長類研究所で初めて核移植からのES細胞樹立が報告されているのみであり（Byrne et al, 2007），ヒトにおける核移植胚からのES細胞作出にはかなりの困難が予想される．

3　骨髄由来生殖幹細胞（bone marrow-derived germline stem cells）

出生後の卵母細胞数は増えないというのが20世紀半ばに確立された中心教条であった．これに疑念を抱いたハーバード大学のグループが，生後におけるマウス卵細胞の減少を種々の条件下に比較検討した結果，生後の卵新生が起こっていると主張した（Johnson et al, 2004）．この発表は，研究者に一大センセーションを巻き起こし，幾つかのグループで追試されたが現在のところ再現性は確認されていない．同グループは骨髄の中に生殖幹細胞の存在を探索する試みも行なっているが（Johnson et al, 2005），現在確たる証拠は見出されていない．臍帯血中の生殖幹細胞の存在は未知である．

4　人工多能性幹（induced pluripotent stem，iPS）細胞

山中伸弥教授らによって2006年マウスで（Takahashi and Yamanaka, 2006），2007年ヒトで（Takahashi et al, 2007）開発されたES様細胞である．ドリー誕生の謎が初期化因子にあると想定していた大方の発生生物学者の意表を突いて，山中教授らは4つの転写因子（Oct3/4, Sox2, Klf4, c-Myc）の遺伝子導入によって，形態的，機能的にES細胞に類似する細胞の作製に成功した．この報告は世界的反響を呼び，再生医学研究の確固たる基盤を築いたとの評価を得た．生命科学先進国では，この細胞の再生医学的応用を巡って激しい競争がすでに始まっている．ES細胞からの配偶子誘導についてはすでに基礎研究が進行しているので，iPS細胞を自己の体細胞から作製すると，自己ゲノムを持ち込んだ配偶子の造成は理論上可能となる．

§4　生殖再生医学の生命倫理

　生殖再生医学は人命の発生を取り扱う臨床医学の分野である関係上，ヒト配偶子の分化機序の解明や体外造成法の開発を研究目的とする．起源となる細胞は，ES細胞，iPS細胞のほか体性組織幹細胞である．これらのうちES細胞のみがヒト胚に由来するものであり，その作成や利用は厳重な規制の対象となっている．しかし，前述のように，分化した生殖系列細胞（ヒト配偶子またはヒト配偶子前駆細胞）は起源の如何を問わず，ヒト受精胚に成り得る前駆細胞であるとの位置付けの下に，丁重な配慮を以って取扱われる必要がある．この点を踏まえて，本委員会は，体外造成配偶子の生命倫理を以下のように規定した．

1　生殖医療の特殊性

　生殖医療は人命の発生を取り扱う医療である関係上，すでにこの世に生を受けた個人への医学的な支援を行うことを目的とする通常の医療とは本質的に異なる．一般の治療医学が「死から生命を守る」医学であるのに対し，生殖医学は「生命を生み出す」医学であることが固有の特性である．この「生命を生み出す」医療の生命倫理的公理たり得る概念は，比喩的に言えば，「ヒト生殖の尊厳 dignity of human reproduction」ということになる（森，2003；森，2008）．ヒト生殖の尊厳とは「子が生まれること，子がこの世に生を受けること自体の尊さ」と定義でき，人間の尊厳に内在する属性として位置付けられるべきものである．

2　ヒト胚の尊厳

　現行の倫理指針等ではヒト受精胚は「人」とは扱われていない．すなわち，胚＝人間とはされていない．しかし総合科学技術会議・生命倫理専門調査会の報告「ヒト胚の取扱いに関する基本的考え方」（総合科学技術会議・生命倫理専門調査会，2004）では，胚を「人の生命の萌芽」とする考え方が提示されている．「人」そのものではないとしても人間の尊厳という社会の基本的価値の維持のため，特に尊重されるべき存在であるとの意味で「生命の萌芽」との表現を用いている．けだし「人間の尊厳」から導かれた表現として実体を

如実に象徴し適切である．

なお，ヴァチカン・アカデミーではこれまで受精の瞬間を以ってヒト生命の始まりとの考えから，受精卵を研究目的に使用することに反対の立場を堅持していたが（秋葉，2005），iPS 細胞の出現については，いち早く歓迎している（磯村，2008）．

3　ヒト配偶子取扱い上の倫理的配慮

ヒト配偶子の体外造成に関する倫理を考える上で，ヒト配偶子の倫理認識を明確にしておく必要がある．ヒト胚が人命の萌芽と位置付けされているなら（総合科学技術会議・生命倫理専門調査会，2004），ヒト配偶子は言わば，「人命の根源」と位置付けされるべきであろう．配偶子のもつ生殖・発生医学的意味には2つある．1つは個体発生上の意味で，配偶子は新しいゲノム構成の個体を創出する生命の根源であって，これによりヒトゲノムの多様性が保障される．もう1つは系統発生上の意味で，配偶子は人類のゲノムを子に伝える生命の根源といえ，これによりヒトゲノムの安定性と継続性が担保される．このような理解からすれば，ヒト配偶子は倫理的に丁重に取り扱われなければならない．

4　有性生殖

有性生殖とは教科書的には雌雄の体の一部に生殖細胞（配偶子）ができ，2つの配偶子の合体によってできた接合子から新個体が造成される生殖法である．なお，生殖細胞の分化を伴わず体の一部が分かれて新個体を作る生殖法が無性生殖であって，生じた個体はもとの個体のコピーである．

生殖戦略の進化の詳細は明らかになっていないが，生殖機能に特化した配偶子を形成することの発生生物学的意義が，ゲノムの継承とゲノムの多様性の確保および進化であることは間違いないであろう．従って，有性生殖という生殖機能は無性生殖における単純なコピー生産と異なり，染色体情報の交換と進化という種の存続にとって重要な生殖様式と考えられる．

従って，有性生殖の担い手である配偶子は，ゲノムの多様性の確保および進化の原動力となる点で体細胞と根本的に異なっている．ここに両性の配偶子による有性生殖の重要な意味があるので，将来的に配偶子造成による不妊

治療においても有性生殖の原理が尊重されなければならない．

5　胎生発生

　孵化が母体内でおこり胎盤を形成して胎児を育てる哺乳動物の発生様式は，真胎生である．この胎生では単為発生の防止機能が備わっていることが近年明らかにされ，エピジェネティクスという新しい遺伝学的制御機構に分類されるゲノム刷り込み（インプリンティング）という現象が真胎生の獲得に伴って成立したと考えられている（佐々木，2005）．遺伝子発現に係わる遺伝情報は，単にDNA配列だけでなく，DNA塩基に付加された修飾やそれを取り巻くクロマチン構成蛋白の修飾の一部も次世代に伝えられる．その中にあって，ゲノム刷り込みは雌雄の性差に依存した遺伝様式を担うものとされる．有性生殖による受精卵では，雌雄配偶子に由来する2つの遺伝子が一対となるが，雌雄どちらの配偶子に由来するかによって発現様式が異なる特定遺伝子が存在する（インプリント遺伝子）．その分子基盤は，特定のDNA配列において雌雄ゲノムで異なったDNA（CpG）メチル化修飾を受けることに依存し，このインプリント修飾の付加および消去は生殖細胞系譜のみに見られる．雄性インプリントの獲得は出生時の精子形成以前に成立し，雌性インプリントは生後の卵成熟過程に獲得される．一般に，インプリントによって雄性配偶子由来の遺伝子のみが働く場合，その機能は胎盤形成やその維持に係わり，雌性配偶子由来の遺伝子発現は胚や胎児の発育成長に係わるという機能分担が見られ，これによって雌雄一対のゲノムを持たない単為発生を不可能にしていると考えられる．

　エピジェネティクスの異常は，Prader-Willi症候群など幾つかの症候群の原因となっていることが知られているので，体外培養など人為操作の補助を以って作製する配偶子においては，細胞形態や核型の検定だけでなく，インプリントなどの有性生殖に係るエピジェネティクスの正常性も検証されなければならない．

§5 配偶子造成に関する研究の現状

1 体外培養 (in vitro) 下における精子分化

1) マウス ES 細胞の体外培養によって，始原生殖細胞 primordial germ cell (PGC) から精原（祖）細胞 spermatogonia を経て円形精子細胞 round spermatocyte への分化が起ることが判明している (Geijsen et al, 2004; Kerkis et al, 2007). 但し精子細胞への分化は特異的分化形質の発現によって検出されたもので，機能的にも完全な減数分裂の完遂は保証されていない．また，鞭毛を持つ精子の出現は体外培養では見られない．

2) ゲノム刷り込みについては，生殖細胞系譜特有に起こる親由来インプリントの消去は確認されているが，精子形成に伴う雄性インプリントの再獲得についての確証はない (Geijsen et al, 2004).

3) 他方，マウス ES 細胞から精子細胞を分化誘導し，その顕微授精 (intracytoplasmic sperm injection, ICSI) によって産子を得たという報告がある (Nayernia et al, 2006) ものの，再現例がなく今のところ信憑性が疑われている．しかし，これは近い将来可能になると考えられる．

4) 生体から調製したマウス生殖細胞の場合，体外培養によって産子形成能が確認されている精子系細胞は，初期精母細胞から誘導されたものに限られる (Marh et al, 2003).

5) 以前に精原細胞から精子細胞に至る培養下の分化についての報告はあるが，産子形成能を示すデータはなく，再現性も問題視されている (Hofmann et al, 1994: Rassoulzadegan et al, 1993).

6) マウス精子幹細胞[6]についても，これを用いた体外培養による精子細胞分化の成功報告はないのが現状である．

2 体外培養 (in vitro) 下における卵子分化

1) マウス ES 細胞の体外培養によって，始原生殖細胞を経て卵胞構造に

---

[6] 精子幹細胞：学術的には spermatogonium stem cell という用語が使われ，精原幹細胞とも訳される．成体精巣の精細管基底膜に隣接して存在し，自己複製と周期的造精を担う精原細胞を供給する．齧歯類では成長因子の glia-derived neurotrophic factor (GDNF) 存在下で恒久的に培養することができ (Kanatsu-Shinohara et al, 2003)，この培養細胞は germ stem (GS) 細胞と呼ばれる．

囲まれた卵細胞への分化が起ることが判明している (Hubner et al, 2003; Lacham-Kaplan et al, 2006). 但し，その分化は卵胞構造の形態的特徴，特異的分化形質の発現あるいは単為発生の観察によって検出されたもので，受精能を持つ成熟卵の形成についての確証はなく不明である.
2) マウス ES 細胞から体外培養によって得られた卵母細胞については，減数分裂の特徴である相同染色体対合に関する異常が指摘されている (Novak et al, 2006).
3) また，これらの卵子の受精能，及びクローン胚操作を用いた移植核の初期化能の有無についての研究報告はない.
4) 生体から調製した卵原細胞もしくは卵母細胞の場合，それを含む原始卵胞の体外培養によって2次卵母細胞までの分化とその体外成熟の誘導が可能であり，この体外培養によって産子形成能を持つ卵子の造成が報告されている (Eppig and O'brien, 1996). 一方，骨髄幹細胞や皮膚の幹細胞由来の卵子様細胞では，いずれも卵胞状構造と形質発現による評価に基づくもので，機能分化を検証した報告はない (Johnson et al, 2005; Dyce et al, 2006).
5) 胚の着床前診断に汎用される単一割球の生検技術を応用し，初期胚の割球を一部採取して体外で培養，ES 細胞を樹立する方法がマウス (Chung et al, 2006; Wakayama et al, 2007) とヒト (Klimanskaya et al, 2006) で開発されている. ただし，ヒトで樹立された ES 細胞の特性分析は十分ではなく，配偶子造成の成否も未確認である.

3 霊長類

1) アカゲザル (Thomson et al, 1995)，マーモセット (Thomson et al, 1996) に続いて，本邦でもアカゲザルと同じマカカ属サルのカニクイザルで ES 細胞の作製に成功した (Suemori et al, 2001). マウス ES 細胞と比べると，in vitro, in vivo で多分化能を有することは同じであるが，形態像，細胞表面マーカー，未分化維持条件などが異なっている.
2) カニクイザル ES, iPS 細胞樹立の意義は，①ヒト ES 細胞との類似性が高く，ヒト ES 細胞の分離・培養等の基礎研究に有益な参考情報を提供する．②サル ES 細胞から分化誘導した細胞の機能評価は，同様に分化

したヒト細胞のモデルとなり得る．③ヒトでは不可能な in vivo の研究が可能である．
3) サル ES 細胞については，体外培養によって生殖細胞系譜の細胞が分化することが確認されている (Teramura et al, 2007).
4) 単為発生胚 ES 細胞からの配偶子造成の報告もある．第二減数分裂中期卵子を薬品処理することにより染色体を倍加させた単為発生胚を作製し，この胚由来の ES 細胞を樹立する方法が報告されている (Cibelli et al, 2002).
5) 外国ではヒト胚盤胞から ES 細胞への分化誘導に既に成功している (Thomson et al, 1998). 本邦ではヒト ES 指針（文部科学省告示第 155 号，平成 13 年）に則って，京都大学再生医科学研究所の中辻憲夫教授らにより平成 15 年 5 月にスタートして以来，平成 20 年 12 月 5 日現在 5 株が樹立されているが，移植医療に ES 細胞を実用化するには移植免疫反応を克服するために 100〜200 株程度が必要であるとされ，そのための ES 細胞バンク構想もある．
6) 本邦では ES 指針によってヒト ES 細胞から生殖細胞の造成は禁止されているが，ヒト ES 細胞から体外培養によって生殖細胞系譜への分化が起ることが判明している (Clark et al, 2004). 但し，その解析のほとんどはマウス ES 細胞に準じた分子形質発現の検出レベルであり，機能解析の試みはない．

§6 研究の意義，遂行の可能性と課題

1 開発研究全体の意義

ヒトを含む哺乳動物の配偶子体外造成法の開発研究は，体細胞から生殖細胞への分化，受精，胚発生など個体の発生・生殖過程の分子機構を解析できる格好のモデルを提供することになる．従って，研究の意義は学術的にも臨床的にも極めて大きいと考えられる．

生命発生の出発点となるこの時期の学術研究が他の生物科学分野に比較して遅れている理由には幾つか挙げられるが，配偶子形成には体細胞では見ら

れない減数分裂を伴うこと，配偶子形成・受精・胚発生・着床・胎内発育と言った一連の現象が短時間の中に極めてダイナミックに起るため，比較的恒常状態にある成人の体細胞と比べて，分子生物学的解析が困難なためと考えられる．以下，学術と臨床の両面からみた意義について述べる．

1) 学術的意義

配偶子体外造成法の開発研究は，発生プロセスの時間軸に沿ってみた場合，次のような学術的意義をもつと考えられる．

① 配偶子の形成・成熟過程：ヒトを含む哺乳動物における配偶子発生の分子機構・細胞系譜の消長に始まり，減数分裂，DNAゲノム刷り込み，エピジェネティクス制御など解明すべき未知のあるいは未解決の学術的課題が山積している．さらに，配偶子形成過程で生じる染色体不均衡[7]，遺伝子変異の発生機構，生殖系列細胞に特異的なエピジェネティクス制御の異常をもたらす機序の解明も期待される．

② 受精過程：造成配偶子の受精能の検定と生じた受精卵の機能の正常性・安全性を担保しておかなければならない．その上で，受精過程の分子機構の解析，染色体不均衡，遺伝子変異の発生機序，受精障害の発生機序の解明などの異常解明の糸口を探り出せる可能性も期待できる．

③ 受精後の胚発生過程：造成配偶子を含む擬似胚の発生能と正常性を検証しておくことが，技術の安全性の確保のためには是非必要である．特に，精子由来ゲノムDNAの能動的脱メチル化，卵子由来ゲノムDNAの受動的脱メチル化など，胚盤胞までの発生過程における胚特異的なエピジェネティクス制御機構の実態解析（田中ら，2005; Reik et al, 2001）は，可能かつ不可欠である．

2) 臨床的意義

---

[7] 配偶子形成に特有の染色体不均衡：卵，精子という配偶子形成時には，それぞれの母細胞がもつ核ゲノムDNAが減数第一，第二分裂を経て配偶子に受けつがれる．この過程では，卵の約20%（そのうちの約半数が染色体の不分離が原因となる染色体異数性），精子の約10%（染色体構造変化および異数性）に染色体異常が認められ，3日胚では約50%に染色体異常が報告されている．母体の高齢化に伴い染色体不分離の頻度は上昇する．また自然流産では，16番染色体トリソミー，X染色体モノソミー，3倍体を初めとした様々な染色体異常が70%に見出されている．結果的に新生児では，染色体不均衡は0.4%程度となる（Gardner and Sutherland, 2004）

資料編

配偶子体外造成法の開発研究は，以下の臨床的有用性を持つと期待される．
① 生殖細胞の形成不全に起因する不妊のメカニズムの解明
　生殖機能の異常を持った患者から得た体細胞からiPS細胞を造成し，これを細胞レベルの疾患モデルとすることで，配偶子形成過程における染色体不均衡や遺伝子変異に起因する疾患・症候群の発生機序の解明につながる知見が得られる可能性がある．
② 受精障害や性腺機能異常などの治療法の開発
　患者由来の造成配偶子の発生機序および受精機能の検定系を構築することにより，治療に有効な創薬検索や薬効検定などの可能性が拓かれる．
③ 胚発生異常の病態と発生機序の解明
　減数分裂に見られる染色体対合と組換え，相同染色体分離の不全に起因すると考えられる種々の染色体異常（多くのトリソミーを含む）が生じることが，胚発生異常や先天的障害の大きな原因となっている．培養下に減数分裂を再現することによって，それらの素因や機序の解明が可能となる．また，加齢と染色体異常頻度に相関があることから，卵成熟に関わる加齢要因を検定することによって新たな不妊治療の開発につながる．
④ 配偶子欠如／機能廃絶などの配偶子型絶対不妊の治療
　配偶子造成の原理とこれまでの報告によれば，患者の体細胞からiPS細胞などを経由した配偶子の分化誘導が唯一の造成法として期待できる．
⑤ 生殖機能に及ぼす環境因子（化学物質等）の毒性検定
　造成配偶子の分化過程および造成配偶子による擬似胚の作製過程を用いて，各種の環境因子（化学物質等）の定量的かつ再現的な毒性検定が可能となる．

2　受精能および着床周辺期胚までの発生能を検証する各論的意義
1) 哺乳類において排卵された卵子は減数分裂の第2期（MⅡ）にとどまり，減数分裂の最終段階は受精後に開始される．これは体外受精および顕微受精においても同様である．その後，受精卵内では雌性前核と精子由来

の雄性前核が形成された後，両者の融合，即ち接合子核が形成される（1細胞期）．この過程で精子由来のゲノム DNA には顕著な低メチル化を伴い，一方の卵子由来ゲノム DNA の低メチル化は2細胞期以降に緩やかに起るため，両者のエピジェネティック制御には差違が存在する．

2) マウスでは接合子（zygote）ゲノムからの遺伝子発現は2細胞期以降に開始される．この転写活性化には卵子由来の遺伝子産物，特にエピジェネティック制御に関わる複数の因子の働きが必須とされる．

3) 胚盤胞は，胎盤形成を担う栄養外胚葉と胚体形成を担う内部細胞塊から構成される．即ち，胎盤胞形成には胚体内外を構成する2つの細胞系譜への分化が伴い，それぞれの分化に必須機能を持つ遺伝子発現の制御が見られる．また，受精卵自体の品質もしくは受精卵から胚盤胞への体外培養系に依存して胚盤胞発生には一定の異常胚も観察され，この過程に検出される発生的および形態的異常は，その後の発生異常と相関する．

4) 別項にも記述したように，配偶子異常の顕著な原因は染色体異常に見られる．顕微鏡レベルによる染色体数，転座，逆位など減数分裂過程での対合，組換え，分配に起因する異常を検証しなければならないが，その最終像は受精後に観察可能となる．特に精子核の染色体の検証は受精後の第1卵割期に実施可能とされる．但し，この点については異種卵子（ハムスターなど）への受精をもって代用することも可能である．

5) 一方，細胞培養過程には顕微鏡レベルでは検証できないミクロなレベルの染色体異常が起こることが知られ，これも発生異常の大きな原因となる．その検証には DNA レベルのみならず，エピジェネティックな解析が必要である．より信頼性のある検出感度を得るには当該配偶子ゲノムを増幅した胚盤胞もしくはそれに由来する増殖細胞を用いることが求められる．

このような検討事項は，必ずしも着床以降の産子形成を保証する十分条件ではないが，配偶子の正常性を示す必要条件としては充分に検証されなければならない．一方，ヒト胚において上記の検証を行うには数量的・技術的限界があるのも事実であり，その克服に向けた研究開発においても体外造成配偶子の利用が求められる．このように，産子形成には用いないという範囲で

あっても，ヒト体外造成配偶子を用いた受精卵作成は，研究対象の多様化による発生医学分野の推進，および受精から着床までの幅広い生殖医学技術の開発に資する意義を持つと考えられる．

3　研究遂行の可能性

1) これまでに概観した研究進捗状況からすれば，マウス，サル及びヒト何れにおいても，ES 細胞由来の配偶子を用いた産子作出は，現時点においては，再現的に実施可能な段階に至っていない（野瀬，2008）．
2) その障害を克服するには，精子・卵子造成ともに共通して，体外培養において正常な減数分裂を完遂させることにある．現状の難点となっている in vitro 減数分裂の異常は生体由来の生殖細胞を用いる体外培養法の場合にも共通する．しかし，ES 細胞由来の場合には，少なくとも遺伝子発現レベルでの配偶子への分化が検出される．
3) iPS 細胞は，ES 細胞以上に多様性を持つ．しかし，潜在的には ES 細胞と同等の細胞特性があるため，iPS 細胞からの配偶子分化は可能と推測される．実際，マウスにおいては，iPS 細胞の in vitro 生殖細胞分化が遺伝子レベルで検出されている（今村ら，2008）．
4) in vitro 生殖細胞の生体内への戻し移植によって精子形成が得られること（Toyooka et al, 2003），また，魚類などでは体外培養下に幹細胞から精子完成まで起ること（Kurita et al, 2004）から，哺乳類においても培養条件の改良が上記問題の克服をもたらすと考えられる．その達成は偶発的発見による可能性もあるが，長くとも 10 年以内と予測される．

4　研究遂行上の課題と措置

1) 研究目的のための正常卵子や精子の提供：
   ヒト iPS あるいはヒト ES 細胞から体外配偶子造成法が可能となった場合，少なくとも受精卵から着床前の胚盤胞までの胚発生段階において，現在活用できるあらゆる方法論を駆使してその機能や正常性を検証することが求められる．そのためには，正常卵子や精子の提供が必要となる．
   　なお，日産婦学会では，登録・報告義務を含む一定条件の下に，ヒト配偶子や受精卵を研究目的に使用することが容認されている（日産婦学会

会告，昭和60年3月／平成14年1月改定，参考資料6）．ただし，最近の新聞報道によれば，研究目的の胚作成は，日産婦学会への登録方式から国の審査方式へと変更することが審議されている[8]．

2) 研究目的の胚作製の容認：
総合科学技術会議の「ヒト胚の取扱いに関する基本的な考え方」（平成16年7月）の指針では，「研究材料として使用するために新たに受精によりヒト胚を作成しないこと」という原則が打ち出されている．多能性幹細胞から造成された配偶子を含む胚の作成はこの考え方に抵触するので，ヒト受精胚尊重の原則の例外規定（総合科学技術会議，平成16年7月）にある2つの条件（科学的合理性と社会的妥当性）を満たしているかを審議の上，研究目的の胚作製を許容する必要が生じる．

3) 生殖系列としての安全性の確保：
ヒトiPS細胞やヒトES細胞に由来する配偶子を絶対不妊の治療目的に用いるには，生れる子とその子孫において，配偶子造成に係る操作に起因した異常が起らない保障が必須条件となる．しかし，そのための前臨床試験はリスクが大きく非人道的である．これを回避するため非ヒト霊長類を用いた試験により，少なくとも2世代以上に亘る観察と予後調査データに基づいた最終判定を下すべきである．

[8) 新聞報道によれば，文部科学省と厚生労働省の合同専門委員会は平成20年12月26日，生殖補助医療研究の目的であれば夫婦間以外でも受精卵作製を認めることとなった．但し卵子や精子は不妊治療などで提供されたものに限り，ボランティアからの提供を認めない．両省はこれらの内容を盛り込んだ報告書を総合科学技術会議に諮ったのち，指針を策定するという（朝日新聞，平成20年12月28日）．日産婦学会は昭和60（1985）年3月「ヒト精子・卵子・受精卵を取り扱う研究に関する見解」の会告で（参考資料6），余剰の夫婦間受精卵，卵子，精子などを用いた研究は届け出制の下に容認されているが，研究の透明性の担保と監視の徹底を図るため，研究計画書を国に提出して審査を受けなければならないという審査制が導入されることになる．新しい規制が発効すれば，配偶子や受精卵を対象とする研究は日産婦学会から国の管理下に置かれることになる．]

§7 ヒト体外配偶子造成法の開発研究に係わる規制の在り方

1 研究体制の整備

配偶子型絶対不妊に対する治療は患者および社会からの喫緊の要請である．再生医学全般に亘る熾烈な国際競争の渦中にあって，ヒト多能性幹 (iPS/ES) 細胞から配偶子の分化誘導に関する研究も同様に厳しい国際競争に曝されることは必定である．本邦で創生された iPS 細胞を基点として，科学技術的に減数分裂を誘導するという点で，体細胞の再生と比較して遥かに困難が予想される配偶子造成法の開発に成功すれば，生殖生命科学上，極めて大きい貢献となる．これらの意義を十分認識した上で，可及的速やかに研究体制を整える必要がある．

2 ヒト多能性幹 (iPS/ES) 細胞を基点とした生殖細胞の分化誘導に関する規制枠組み

ヒト iPS/ES 細胞を基点とした配偶子の造成に際しては，平成 20 年 2 月 21 日付けの文部科学省研究振興局長名の通知（参考資料 5，参考資料 5 別添，平成 20 年 2 月）の趣旨を踏まえた新しい規制を設定しなければならない．その場合，特にヒト iPS 細胞に係わる具体的規制の枠組みとして以下の諸項目が考えられる．

1) 包括的枠組み：
 ヒト組織幹細胞やヒト iPS 細胞からの配偶子造成法の開発研究には，ヒト胚を滅失することに伴う生命倫理上の問題はない．しかし，配偶子造成法の開発研究が共通の目標であるから，ヒト ES 細胞，ヒト iPS 細胞及びヒト組織幹細胞は生殖細胞への分化能を持つという点で共通している．そこで，起源の如何を問わず包括的に捉える立場から，これまでの関連規制条項を見直す．また必要に応じ既存の規制との整合性を図る．
2) ヒト造成配偶子の管理：
 ヒト配偶子造成法の開発が研究目的であるから，造成されたヒト配偶子は治療目的に使用してはならない．このため研究終了後のヒト造成配偶子やヒト胚は当該研究責任者の管理下に置かれる．
3) 研究の透明性の保持：

研究の透明性を保持するため，事前に研究計画を研究機関内倫理委員会に申請しその審査と承認を受ける．実施責任者は研究記録を整備し，機関内倫理委員会からの求めに対し，あるいは実施責任者の判断によって，定時あるいは臨時に，研究成果を報告しなければならない．

4) 機関内倫理委員会の設置と役割：
当該研究は研究実施施設・機関内に設置された倫理委員会に申請され，審査を受けなければならない．倫理委員会は申請された研究内容について，その科学的合理性，社会的妥当性，また体細胞提供者のプライバシーの保護，その他，国の定めた規制との適合性について審査した上，当該研究の適否を判定するものとする．

5) 擬似胚（iPS/ES細胞由来配偶子を含む構築受精胚）の取り扱い：
In vitro 検定によって得られる擬似胚はすべて特定胚に該当するものと位置づけ，胎内移植は特定胚の取扱い規制に準じて禁止とする．

6) 研究終了後の処理：
研究成果として得られたヒト造成余剰配偶子やそれを含む擬似胚については，その管理，研究終了後の処置などの記録を作成し，機関内倫理委員会から正当な要請があれば提示するものとする．

7) 安全性と有効性の検証：
ヒト体外造成配偶子について，当面の間その機能的解析は in vitro のみに限定する．具体的には，ICSI/IVF法を用いた受精能の検定，及び造成された受精卵の体外培養による胚盤胞期までの発生能の検定は，適切な管理条件の下にこれを可とする．この際，異種の配偶子を用いる検定，ヒト及び異種生殖器官への移植は禁止する．ただし，腫瘍形成の有無を検定するため，実験動物を用いた生殖器官以外への移植検定は例外とする．

8) 研究目的に必要なヒト卵子やヒト精子の提供：
研究目的に必要なヒト正常卵子や精子の提供は無償で，かつ十分なインフォームド・コンセントを与えられた上で，厳重な個人情報保護の下に行なわれなければならない．

9) 実施機関の認定：
実施機関は申請された研究内容を遂行するに足る充分な人的，設備的，

技術的能力を具備しているとの客観的な判定を得なければならない．本学会に所属する会員施設からの申請があれば，本学会が審査を担当することも考慮する．
10) ヒト胚の作製：
総合科学技術会議・生命倫理専門調査会（総合科学技術会議・生命倫理専門調査会，平成16年7月）では，研究目的でヒト胚を作製しないこととされているので，本委員会が取り扱い対象とする体外造成配偶子を含む研究目的胚の作製は許されないことになる．科学的合理性と社会的妥当性の例外要件を適用して，擬似胚の作製を可能とする条項が必要となる．

3　ヒト iPS 細胞由来の体外造成配偶子の in vitro 機能評価

　ヒト iPS 細胞由来のヒト人工配偶子造成法の開発に向って速やかに踏み出すため，一定の条件を設けて文部科学省振興局長通知を発展的に改訂することが求められる（参考資料1，図3）．

　ヒト iPS 細胞の取扱いに関し，局長通知ではヒト胚を滅失することに伴う生命倫理上の問題はないので，ES 細胞指針を準用する必要はないとしながらも，生殖系列以外のヒト組織幹細胞やヒト iPS 細胞からの生殖細胞の作製には慎重な取扱いが必要との判断から，生殖細胞の誘導には iPS 細胞とヒト ES 細胞と同様の取扱いが妥当との判断がなされている．目下このような基本的認識の下に，特定胚及びヒト ES 細胞等研究専門委員会（ES 専門委員会）で多様な観点から検討中であるという（文部科学省研究振興局長通知，平成20年2月）．

　ヒト iPS 細胞からの体外造成配偶子に関する研究を積極的に推進するとの基本方針が決定され次第，ES 指針を始め特定胚指針の関連条項を改訂して，ヒト体外造成配偶子の開発研究並びに造成された配偶子の機能評価について，in vitro の検定をマウス，サルにおける研究と並行して推進することが必要と考えられる．

むすび

　ヒト受精胚由来の ES 細胞に加えて，生殖系列以外のヒト人工多能性幹 (iPS) 細胞並びに組織幹細胞から，ヒトの卵子や精子を分化誘導するという体外配偶子造成法の開発研究は，配偶子の分化と形成に係わる分子機構の解明に資する可能性が大という学術的価値がまず期待できる．同時に臨床的には，方法論的に限界に来ている現行の体外受精学の壁を打破し，配偶子型絶対不妊の患者に福音をもたらす可能性も見える．のみならず，配偶子や胚の形成異常に起因する諸症候群や疾病などの難病の病因と病態，引いては治療法の手掛かりを得る可能性もある．

　一方，生殖細胞や生命の発生に関する生命倫理はまだ確立されていない．そこで生殖細胞の再生研究を標榜する本学会としては，人工ヒト多能性幹 (iPS) 細胞の創出を機に理事会内委員会を設置し，体外造成配偶子の開発研究の在り方について，配偶子造成の起点となる細胞が生殖系列か非生殖系列かに関わらず，生殖細胞に分化した時点で包括的に取扱うという立場をとり，生命科学と生命倫理の両面から入念に考察・検討し，ここに本学会としての見解を提示することとした．本見解が生殖細胞の造成研究に関する国，関連学会並びに社会における議論に役立つことを期待したい．

　なお，本倫理委員会では対象をヒト体外造成配偶子の開発研究に絞ったが，ヒト体外造成配偶子の臨床応用の在り方については改めて指針を提示したい．

謝辞：本見解の作成に当たり，極めてご多忙の中貴重なご意見を賜った有識者の先生方，並びにご協力を頂いた市民団体の代表者の方々に心からの謝意を表します．
　　　本見解の作成に当たり，NPO 法人生殖再生医学アカデミアからの助成を受けたことを附記する．

注：当見解は，文部科学省，ならびに日本産科婦人科学会・日本泌尿器科学会・日本生殖医学会・日本受精着床学会・日本哺乳動物卵子学会・日本アンドロロジー学会　等の生殖関連学会あて送付した．

文献（邦文，英文とも ABC 順）

秋葉悦子　訳著：ヴァチカン・アカデミーの生命倫理―ヒト胚の尊厳をめぐって　知泉書館　2005

朝日新聞　平成20年12月28日　夫婦外受精卵作製容認　研究向け国が審査

今村公紀，青井貴之，野瀬俊明，山中伸弥：マウス iPS 細胞からの in vitro 生殖細胞分化．2008年　日本分子生物学会　1P-1103.

磯村健太郎：万能細胞とバチカン―科学に問う生命の根源　朝日新聞2008年1月14日　還流欄

厚生科学審議会・生殖補助医療部会：精子・卵子・胚の提供等による生殖補助医療制度の整備に関する報告書．平成15（2003）年4月

厚生労働省雇用均等・児童家庭局母子保健課：精子・卵子・胚の提供等による生殖補助医療制度の整備に関する報告書．平成15（2003）年4月

文部科学省研究振興局長　徳永保：ヒト ES 細胞等からの生殖細胞の作成等に係る当面の対応について（通知）平成20年2月21日．

文部科学省告示：平成13年度第155号「ヒト ES 細胞の樹立及び使用に関する指針（ES指針）」平成13（2001）年9月．

文部科学省告示：平成13年度第173号：特定胚の取扱いに関する指針（特定胚指針）．平成13（2001）年12月．

文部科学省告示：平成19年度第87号：「ヒト ES 細胞の樹立及び使用に関する指針」平成19年5月23日．

森崇英：生殖の生命倫理学―科学と倫理の止揚を求めて　永井書店，大阪　2003

森崇英：生殖再生医療の科学技術と生命倫理　再生医療（日本再生医療学会雑誌）7：58-64, 2008.

内閣総理大臣：法律第146号「ヒトに関するクローン技術等の規制に関する法律（クローン技術規制法）」平成12（2000）年12月6日．

日本学術会議・生殖補助医療の在り方検討委員会：代理懐胎を中心とする生殖補助医療の課題―社会的合意に向けて―　平成20（2008）年4月8日．

日本受精着床学会・倫理委員会報告：非配偶者間生殖補助医療の実施に関する見解と提言．平成15（2003）年6月　日本受精着床学会HP（http://www.jsfi.jp/）

日本産科婦人科学会・会告：体外受精・胚移植に関する見解．昭和58（1983）年10月制定，平成18年4月改定．

日本産科婦人科学会・会告：ヒト精子・卵子・受精卵を取り扱う研究に関する見解．昭和60（1985）年3月制定／平成14（2002）年1月改定

日本産科婦人科学会・会告：代理懐胎に関する見解．平成15（2003）年4月．

日本産科婦人科学会・会告：胚提供による生殖補助医療に関する見解．平成16（2004）年4月．

日本産科婦人科学会，平成 19 年度倫理委員会　登録・調査小委員会報告（2006 年分の体外受精・胚移植の臨床実施成績および 2008 年 3 月における登録施設名）：日産婦誌　60：1230-1253，2008.

野瀬俊明：精子や卵子は人工的につくれるのか　現代化学　2008．11「特集」iPS 細胞誕生後―新たな謎と基礎課題：48-50．東京化学同仁

佐々木裕之：エピジェネティクス入門　岩波ライブラリー　101，2005．

総合科学技術会議・生命倫理専門調査会：ヒト胚の取扱いに関する基本的な考え方（意見）．平成 16（2004）年 7 月．

田中智，塩田邦郎：DNA メチル化情報からみた哺乳類胚発生と細胞分化．実験医学 23：2100-2106，2005．

Byrne JA, Pedersen DT, Clepper LL et al (2007). Producing primate embryonic stem cells by somatic cell nuclear transfer. Nature 450: 497-502.

Chung Y, Klimanskaya I, Becker S et al (2006). Embryonic and extraembryonic stem cell lines drived from single mouse blastomeres. Nature 439: 216-219.

Cibelli JB, Grant KA Chapman KB et al (2002). Parthenogenetic stem cells in nonhuman primates. Science 25: 983-985.

Clark AT, Bodner MS, Fox M et al (2004). Spontaneous differentiation of germ cells from human embryonic stem cells in vitro. Hum Mol Genet 13: 727-739.

Cyranoski D (2008). Five things to know before jumping on the iPS bandwagon. Nature 452: 406-408.

Dyce PW, Wen L, Li J (2006). In vitro germline potential of stem cells derived from fetal porcine skin. Nature Cell Biol 8: 384-390.

Eppig JJ, O'brien MJ (1996). Development in vitro of mouse oocytes from primordial follicles. Biol Reprod 54: 197-207.

Evans MJ, Kaufman MH (1981). Establishment in culture of pluripotential cells from mouse embryos. Nature 292: 154-156.

Gardner RJM, Sutherland GR: Gametogenesis and conception, pregnancy loss, and infertility. *In* Chromosome abnormalities and genetic counseling. Third edition. pp 339-360. Oxford University Press. 2004. New York.

Geijsen N, Horoschak M, Kim K et al (2004). Derivation of embryonic germ cells and male gametes from embryonic stem cells. Nature 427: 147-154.

Hofmann M-C, Hess R, Goldberg E, Millan JL (1994). Immortalized germ cells undergo meiosis in vitro. Proc Natl Acad Sci USA 91: 5533-5537.

Hubner K, Fuhrmann G, Christenson LK et al (2003). Derivation of oocytes from embryonic stem cells. Science 300: 1251-1256.

Johnson J, Canning J, Kaneko T, Pru JK, Tilly JL (2004). Germline stem cells and follicular renewal in the post natal mammalian ovary. Nature 428: 145-150.

Johnson J, Bagley J, Skaznik-Wikiel M et al (2005). Oocyte generation in adult mammalian ovaries by putative germ cells in bone marrow and peripheral blood. Cell 122, 303-315.

Kanatu-Shinohara MN, Ogonuki N, Inoue K et al (2003). Long-term proliferation in culture and germline transmission of mouse male germline stem cells. Biol Reprod 69: 612-616.

Kerkis A, Fonseca S. Serafim R et al (2007). In vitro differentiation of male mouse embryonic stem cells into both presumptive sperm cells and oocytes. Cloning and Stem Cells 9: 535-548.

Klimanskaya I, Chung T, Becker S, Lu SJ, Lanza R (2006). Human embryonic stem cell lines derived from single blastomeres. Nature 444: 481-485.

Kurita K, Burgess SM, Sakai N (2004) Transgenic zebra fish produced by retroviral infection of in vitro-cultured sperm. Proc Natl Acad Sci USA 101: 1263-1267.

Lacham-Kaplan O, Chy H, Trounson, A (2006). Testicular cell conditioned medium supports differentiation of embryonic stem cells into ovarian structures containing oocytes. Stem Cells 24, 266-273.

Marh J, Tres L. L, Yamazaki Y, Yanagimachi R, Kierszenbaum AL (2003). Mouse round spermatid developed in vitro from preexisting spermatocytes can produce normal offsprings by nuclear injection into in vifo-developed mature oocytes. Biol Reprod 69: 169-176.

Nayernia K, Nolte J, Michelmann HW et al (2006). In vitro-differentiated embryonic stem cells give rise to male gametes that can generate offspring mice. Developmental Cell 11: 125-132.

Novak I, lightfoot D. a., Wang, H et al (2006). Mouse embryonic stem cells form follicle-like ovarian structures but do not progress through meiosis. Stem Cells 24: 1931-1936.

Rassoulzadegan M, Paquis-Flucklinger V, Bertino B et al (1993). Transmeiotic differentiation of male germ cells inculture. Cell 75: 997-1006.

Reik W, Dean W, Walter J (2001). Epigenetic reprogramming in mammalian development. Scinece 293: 1089-1093.

Suemori H, Tada T, Torii R et al (2001). Establishment of embryonic stem cell lines from cynomolgus monkey blastocysts produced by IVF or ICSI. Developmental Dynamics 222: 273-279.

Takahashi K, Yamanaka S (2006). Induction of pluripotent stem cells from embryonic and adult fibroblast cultures by defined factors. Cell 126: 663-676.

Takahashi K, Tanabe K, Ohnuki M et al: 2007. Induction of pluripotent stem cells from adult human fibroblasts by defined factors. Cell 131: 861-872.

Teramura T, Takehara T, Kawata N et al (2007). Primate embryonic stem cells proceed to early gametogenesis in vitro. Cloning and Stem Cells 9: 144-156.

The Hinxton Group, Consensus Statement (2008). Science, Ethics and Policy, Challenges of Pluripotent Stem Cell-derived Gametes. Biol Reprod 79: 172–178.

Thomson JA, Kalishman J, Golos TG et al (1995). Isolation of a primate embryonic stem cell line. Proc Natl Acad Sci USA 92: 7844–7848.

Thomson JA, Kalishman J, Golos TG et al (1996). Pluripotent cell lines derived from common marmoset (Callithrix jacchus) blastocysts. Biol Reprod 55: 254–259.

Thomson JA, Itskovitz-Eldor J, Shapiro SS et al (1998). Embryonic stem cell lines derived from human blastocysts. Science 282: 1145–1147.

Toyooka Y, Tsunekawa N, Akasu R, Noce T (2003). Embryonic stem cells can form germ cells in vitro. Proc Natl Acad Sci USA 100: 11457–11462.

Wakayama S, Hikichi T, Suetugu R, Sakaide Y, Bui HT, Mizutani E, Wakayama T (2007). Efficient establishment of mouse embryonic stem cell lines from single blastomeres and polar bodies. Stem Cells 25: 986–993.

Wilmut I, Shmieke AE, Mcwhir J, Kira AJ, Campbell KHS (1997). Viable offspring derived from fetal and adult mammalian cells. Nature 385: 810–813.

資料編

参考資料 1

ヒンクストン・グループ（幹細胞・倫理・法律に関する国際会議）
The Hinxton Group
An International Consortium on Stem Cells, Ethics & Law

万能幹細胞由来配偶子作成の倫理と政策課題に関する共同声明
(Consensus Statement: Science, Ethics and Policy Challenges of Pluripotent Stem Cell-Derived Gametes)

2008年4月11日

科学者は何世紀にも亘り哺乳動物の卵子と精子（配偶子）が発生する機序の研究を続けてきた．多くは非ヒト動物，特にマウスを用いての研究であったが，ヒト万能幹細胞 (pluripotent stem cells, PSCs) を試験管内 (in vitro)[9] で発育可能となったことは，ヒト卵子と精子の発生に関する研究を推進することになる．その結果，今や研究室内でヒト万能幹細胞から卵子と精子を誘導することが可能となる日も間近に見据えることができる．この研究の延長線上には，文化の違いによって様々な社会的，倫理的問題が提起されると考えられる．この声明は，当該科学の現状と社会に与える潜在的意義についての公的な見解を提示するとともに，関連する政策と実践に関する勧告を示すことを目的とするものである．

当該科学の現状

1) 万能幹細胞に由来する配偶子の研究は，相当程度の科学的価値があり，

---

[9] ヒト万能幹細胞 (PSCs) は人体を構成する全ての種類の細胞に分化する能力を持つ細胞である．このような細胞は幾つかの異なった起源があり，ヒトの初期胚に由来する (ES細胞) ほか，成人の組織細胞を実験室内で人為的に万能幹細胞に転換することによっても作られる (iPS細胞)．試験管内 (in vitro) という言葉は生体外を意味する用語であり，生体内を意味する in vivo と対照的に用いられる．

配偶子生物学の基本メカニズムの理解や臨床的諸問題の克服につながる可能性を持っている．

a) ヒト万能幹細胞から，試験管内で最も初期の生殖細胞（卵子と精子の前駆細胞）の特徴を持った細胞が発生することが証明されている．
b) これらの細胞は，生殖細胞の初期発生における特定遺伝子の役割などの重要な科学的疑問を解明するために利用されつつある．
c) 万能幹細胞から試験管内で受精可能なヒト配偶子を産生する方法はまだ記載されていない．
d) 万能幹細胞から配偶子を誘導する経路の幾つかの段階については，ヒト以外の動物において試験管内で達成されている．
e) ヒト生殖細胞が胎内で発生する経路の幾つかの発生段階については，試験管内で達成されている．
f) これらの発生段階の研究は，生殖細胞と支持体細胞との間の相互作用を含む重要な科学的問題を解明するため用いられようとしている．

2) 既報のデータと論理的考察から考えて，万能幹細胞からヒト卵子と精子を部分的あるいは全面的に試験管内で分化誘導することは可能である．一般に科学の進む速さを予測することは困難である．予想外の発見や想定外の障害によって，その進歩は速まることもあれば遅れることもあるからである．この断りの限りにおいて，万能幹細胞から全面的あるいは部分的に試験管内でヒト卵子や精子を作ることが実現されるのは，今から5年から15年以内と見積もられる．

しかし，以下の点を留意すべきである．すなわち，

a) 染色体構成がXY（性染色体で判別されるオス）細胞から生殖に用いることの出来る卵子を誘導することは困難である．
b) 生物学的，技術的理由から，染色体構成がXX（性染色体で判別されるメス）細胞から生殖に用いることの出来る精子を誘導することは非常に困難，もしくは不可能であること．

3) 配偶子の生存や機能を計測するための検定法がある．これらの検定法は万能幹細胞から誘導された細胞にも適用することが出来るだろう．しかし，試験管内で誘導される配偶子の生殖機能を検定するためには，造られた配偶子が受精能や初期発生能を持つことを証明しなければならない[10]．
4) このような研究は家畜のほか，他の哺乳動物についても進められる．これら一連の研究成果は相互の情報交換の下に進展すると考えられる．

期待される社会的意義

1) 万能幹細胞由来の配偶子研究は，ヒト生殖補助医療に新しい選択肢を加える技術開発をもたらす可能性がある．
2) 万能幹細胞由来の配偶子研究の進歩は，実質的に社会が合意する目的に対して，現実的な応用化を図ることになろう．例えば，ヒト万能幹細胞由来の配偶子研究は，不妊，遺伝病，ある種の生殖細胞癌を含む発癌などに対して，その予防医療や治療法を開発する知見をもたらすと考えられる．
3) 万能幹細胞由来の配偶子の有用性や信頼性が確立されるまでには，その受精能の検証が必要となる．その受精によって作られた胚の機能を知る指標として，少なくとも初期の胚発生段階である胚盤胞（凡そ100個の細胞より構成）までの発生能を確認することが必要である．この操作は，真に研究目的のため試験管内でヒト胚を作成することにもつながる．
4) 現在，研究や治療目的に使われる卵子や胚の供給源は女性であり，それらの卵子を得るために当該女性には相当の負荷や危険が伴う．万能幹細胞由来の配偶子研究によって受精可能な配偶子を作ることが可能となれば，女性から卵子を得る必要性も軽減される．加えて，より多くのヒト胚を胚発生やヒト生殖の研究のために供給することにつながる．
5) 万能幹細胞由来の配偶子研究は，例えば，遺伝病を修復するための生殖

---

[10] この声明全体を通して，ヒト胚を扱う研究に関する言及は，例えば「ヒト胚を試験管内で14日を超えて発育させることは禁止する」などの現在の指針を遵守することを前提としている．

系列の遺伝子修飾，疾病に対する抵抗性の導入などの様々な生物学的機能の亢進のほか，妊娠する胚の選択，同性両親による遺伝学的実子（科学の現状；2a, 2b 参照）の可能性を増すなど，社会的議論の対象となる目的への応用を助長するかも知れない．
6) 万能幹細胞由来の配偶子研究から期待される科学的進歩の多くは，胚を対象とする研究よりも，試験管内での配偶子作成を対象とした研究から得られるであろう：例えば，生殖細胞発生における特定遺伝子の機能解明や染色体異常の原因究明，そして性腺損傷或いは疾患を持った人々に対する治療法の開発などである．

勧　告

1) 万能幹細胞由来の配偶子研究は倫理原則と実施基準に合致しなければならず，かつ現存の監視方式に従わなければならない．この研究の進捗に従って，研究者・研究施設・研究費提供者は，これらの監視システムが常に完全な倫理的規準を保障するに足るものであるかどうかを配慮し続ける必要がある．万能幹細胞由来の配偶子が生殖に用いられる場合には，特別の同意を得ることを条件とすることを含め，配偶子が作成されるヒト細胞の供給源に関する権利や権益が保障されるように，特別の注意が払わなければならない．
2) 学術雑誌編集者もまた，万能幹細胞由来の配偶子研究において厳密な倫理性を保障すべく支持および支援すべきである．例えば，編集者の求めに応じて，論文著者は倫理審査委員会の適正な許諾を含め，実施政策に適合した証明書を提出すべきである．
3) 監視機関は，万能幹細胞由来の配偶子をヒト生殖に応用する如何なる試みに対しても，事前に設置されていなければならない．監視には臨床前データに対する適切な基準の設定を含むものとする．初期の試みは研究レベルで行われるべきである．更に，被験女性の健康と福祉，発育中の胎児，そして妊娠の転帰はこれを注意深く追跡すべきである．生れた子供の健康と福祉についても長期間の追跡調査をすべきである．

4) 応用化の規制を統括する政策を立案する場合，技術や安全管理に基づいた反論とそれ以外の道義的考察を反映した反論との区別を明確にすべきである．技術や安全管理上の問題は科学的研究を追加することによって解決の可能性がある．しかし，それ以外の道義的問題は社会議論の焦点となり続けるかも知れない．
5) 社会政策は，この万能幹細胞由来の配偶子研究領域において，その科学的探究を推進するか制限するかに対して大きな影響力を持つ．政策立案者は科学を規制するにおいては常に周到であるべきである．国家や国際レベルで科学に対する規制を策定する場合には，科学の進歩の速さと，かつ社会的価値の変化を汲み上げることができるよう弾力的対応を欠かすべきではない．
6) 社会は科学を規制する権限を有しており，そして科学者には法に従う責任がある．しかし，政策立案者は，純粋に社会道徳的規範に照らして容認の枠を逸脱するとの正当な事由が認められない限り，科学的探求に干渉することは控えるべきである．科学的探索に対するどのような干渉も，個人や社会の規律あるいは社会全般へ害を加える実証可能な危険があると言う合理的な根拠に基づくものでなければならない．万能幹細胞由来の配偶子研究の場合，全ての科学についてと同様に，その政策の焦点は当該研究やその応用において決して容認できない局面にのみ特化されること，そしてこれらの政策が道義的重要性に相応することが重要となる．
7) 我々は，科学者に対しては科学者間での公開討議の場を増やすことを求めるとともに，政策立案者と社会に対しては万能幹細胞由来の配偶子研究の応用を議論するに際し，科学的データと社会的価値が充分かつ正確に政策展開に反映されることを切望するものである．

実行委員会：

Peter J Donovan, PhD: Prof, Biological Chemistry, University of California-Irvine
Ruth Faden, PhD, MPH: Prof of Biomedical Ethics, Johns Hopkins University
John Harris, FMedSci, BA, DPhil: Prof of BioEthics, University of Manchester
Robin Lovell-Badge, PhD, FMedSci, FRS: Head, Developmental Genetics, MRC

Debra JH Mathews, PhD, MA: Assistant Prof, Institute of Bioethics, Johns Hopkins
Julian Savulescu, BMedSci, PhD: Director, Oxford Uehiro Center for Practical Ethics,
その他の委員：40名
（日本から2名指名参加）：
　位田隆一・京都大学院・法学研究科教授
　野瀬俊明・三菱化学生命研・主任研究員（当時）

（平成20年4月30日　森　崇英，野瀬俊明　共訳）

参考資料2
ヒトに関するクローン技術等の規制に関する法律
（平成12年12月6日法律第146号）

第3条（禁止行為）
　何人も，人クローン胚，ヒト動物交雑胚，ヒト性融合胚又はヒト性集合胚を人又は動物の胎内に移植してはならない．

参考資料3
特定胚の取扱いに関する指針
（平成13年12月5日文部科学省告示第173号）

第2条　（作成できる胚の種類等の限定）
　前条の規定にかかわらず，特定胚のうち作成することができる胚の種類は，当分の間，動物性集合胚とし，その作成の目的はヒトに移植することが可能なヒトの細胞に由来する臓器の作成に関する研究に限るものとする。

第 9 条　（特定胚の胎内移植の禁止）
　ヒトに関するクローン技術等の規制に関する法律（以下「法」という．）第 3 条に規定する胚以外の特定胚は，当分の間，人又は動物の胎内に移植してはならないものとする．

参考資料 4
ヒト ES 細胞の樹立及び使用に関する指針
（平成 19 年 5 月 23 日文部科学省告示第 87 号）

第 45 条　（禁止行為）
　ヒト ES 細胞を取り扱う者は，次に掲げる行為を行ってはならないものとする．
　一　ヒト ES 細胞を使用して作成した胚の人又は動物の胎内への移植その他の方法によりヒト ES 細胞から個体を生成すること．
　二　ヒト胚へヒト ES 細胞を導入すること．
　三　ヒトの胎児へヒト ES 細胞を導入すること．
　四　ヒト ES 細胞から生殖細胞を作成すること．

参考資料 5
19 文科振第 852 号　平成 20 年 2 月 21 日
文部科学省研究振興局長・德永保

ヒト ES 細胞等からの生殖細胞の作成等に係る当面の対応について（通知）

ヒト ES 細胞，ヒト iPS 細胞及びヒト組織幹細胞からの生殖細胞の作成に関する考え方については，現在，「ヒト ES 細胞の樹立及び使用に関する指針（ES

指針)」におけるヒト生殖細胞作成の禁止に係る規定の見直しを含め，科学技術・学術審議会生命倫理・安全部会特定胚及びヒトES細胞等研究専門委員会において検討が進められているところですが，その最終的な結論が出されるまでの当面の対応の方針として，この度，同部会において，別添のとおり「ヒトES細胞等からの生殖細胞の作成等に係る当面の対応について」が決定されました．

この決定を踏まえ，文部科学省としては，当面，ヒトiPS細胞及びヒト組織幹細胞を用いる研究に携わるすべての者に下記を遵守いただきたく，貴職におかれては，関係者への周知の徹底をよろしくお取り計らい願います．

なお，下記2.の(1)及び(2)の行為については，「ヒトに関するクローン技術等の規制に関する法律（平成12年法律第146号）」第3条又は当該法律に基づく「特定胚の取り扱いに関する指針（平成13年文部科学省告示第173号）」第9条及び第2条が適用されることになりますので，既に周知のことと存じますが，改めてその徹底をお願いいたします．

記

1. 生殖細胞系列以外のヒト組織幹細胞からの生殖細胞の作成を行わないものとすること．
2. 現行のES指針第45条における禁止行為の規定を準用し，ヒトiPS細胞を用いた研究について，以下の行為を行わないものとすること．
   (1) ヒトiPS細胞を使用して作成した胚の人または動物の胎内への移植その他の方法によりヒトiPS細胞から個体を生成すること．
   (2) ヒト胚へヒトiPS細胞を導入すること．
   (3) ヒトの胎児へヒトiPS細胞を導入すること．
   (4) ヒトiPS細胞から生殖細胞を作成すること．

資料編

参考資料　5　別添

ヒト ES 細胞等からの生殖細胞の作成等に係る当面の対応について
平成 20 年 2 月 1 日決定　文部科学省　科学技術・学術審議会 / 生命倫理・安全部会

1　現状認識

ヒト ES 細胞の樹立及び使用は，人の生命の萌芽であるヒト胚の滅失を伴うこと等から，ヒト ES 細胞の樹立及び使用に関する指針（ES 指針）の対象とされており，同指針により，以下の行為が禁止されている．
- ヒト ES 細胞を使用して作成した胚の人又は動物の胎内への移植その他の方法によりヒト ES 細胞から個体を生成すること．
- ヒト胚へヒト ES 細胞を導入すること．
- ヒトの胎児へヒト ES 細胞を導入すること．
- ヒト ES 細胞から生殖細胞を作成すること．

一方，ヒト組織幹細胞やヒト人工多能性幹細胞（iPS 細胞）に係る基礎的研究については，臨床研究に関する倫理方針やヒトゲノム・遺伝子解析研究に関する倫理指針等の対象となるものを除いて，国の定める指針等の対象となっておらず，これらの細胞を用いた上述の行為も禁止されていない．

これらの禁止行為のうち，生殖細胞の作成については，その研究の有用性に係る問題提起を受け，また，ヒト ES 細胞に加えてヒト組織幹細胞及びヒト iPS 細胞からも生殖細胞が生成される可能性が指摘されていることを踏まえ，当部会は，これら幹細胞共通の問題として，生殖細胞の作成に関する考え方について，特定胚及びヒト ES 細胞等研究専門委員会（ES 専門委員会）において検討を進めさせることを決定した．
　この決定に基き，現在，ES 専門委員会において，有識者からのヒアリング等により，最新の科学的知見を踏まえ，ES 指針の見直しの是非も含めて，慎重な検討が進められているところである．

2　当面の対応

ヒト組織幹細胞やヒト iPS 細胞に係る基礎的研究については，ヒト ES 細胞に係る研究とは異なり，ヒト胚を滅失することに伴う生命倫理上の問題はない．このため，基本的には ES 細胞指針を準用する必要はないが，各研究実施機関は，これらの研究について，提供者の保護や，個人情報の保護等の観点から，関係する指針に従いつつ，研究の透明性を保ちながら進めていくことが適切である．

一方，生殖系列以外のヒト組織幹細胞からの生殖細胞の作成や，ヒト iPS 細胞からの生殖細胞の作成に関しては，社会に及ぼす影響を考慮しつつ，特に慎重に取り扱うべきものである．従って，当部会としては，その基本的な方針について，ヒト ES 細胞からの生殖細胞の作成に関する方針とともに，ES 専門委員会において引き続き多様な観点から検討を行い，その結果に基づき最終的な結論を出すこととするが，それまでの間は，ヒト ES 細胞からの生殖細胞の作成と同様の取扱いとすることが適切である．

また，ES 指針で規定されるその他の禁止行為については，ES 細胞が様々な細胞に分化するという性質を持つ点で ES 細胞と類似していることから，当面，ヒト iPS 細胞についても，ヒト ES 細胞と同様の取扱いとすることが適切である．

参考資料　6

＊日本産科婦人科学会・会告
　「ヒト精子・卵子・受精卵を取り扱う研究に関する見解」昭和 60（1985）年3月
＊日本産科婦人科学会・会告
　「ヒト精子・卵子・受精卵を取り扱う研究に関する見解」平成 14 年 1 月改定

1　研究の許容範囲

精子・卵子・受精卵は生殖医学発展のための基礎的研究ならびに不妊症の診断治療の進歩に貢献する目的のための研究に限って取り扱うことができ

る．
　なお，受精卵はヒト胚性幹細胞（ES細胞）の樹立のためにも使用できる．

2　精子・卵子・受精卵の取り扱いに関する条件
　精子・卵子及び受精卵は，提供者の承諾を得たうえ，また，提供者のプライバシーを守って研究に使用することができる．
1) 非配偶者間における受精現象に関する研究は，その目的を説明し，充分な理解を得た上で，これを行なう．
2) 受精卵は2週間以内に限って，これを研究に用いることができる．
3) 上記期間内の発生段階にある受精卵は凍結保存することができる．

3　研究後の処理
　研究に用いた受精卵は，研究後，研究者の責任において，これを法に準じて処理する．

4　精子・卵子・受精卵の取り扱い者
　ヒト精子・卵子・受精卵を取り扱う責任者は，原則として医師とし，研究協力者は，その研究の重要性を充分認識したものがこれにあたる．

5　研究の登録報告等
　ヒト精子・卵子・受精卵を取り扱う研究を本学会員が行うに当っては，学会指定の書式に準じてこれを報告する．

引用文献

【邦文文献】

秋葉悦子訳著(2005)『ヴァチカン・アカデミーの生命倫理：ヒト胚の尊厳をめぐって』，知泉書館．

秋葉悦子(2003)「ヒト胚の尊厳」『生命倫理』13：12-19．

粟屋剛(2005)「ヒトES細胞に尊厳はあるか」『再生医療』4：567-572．

位田隆一(2010)「ヒト胚・ES細胞研究の基本的考え方と規制」『卵子学』(森崇英総編集), 京都大学学術出版会, 印刷中．

梅田敏郎(1983)「バイオ・エシックスの問題点(続)：人体実験論への試み　三　徳島大学医学部倫理委員会」『朝日新聞社調研室報』43：28-34(1983. 04)．

岡田弘二(2009)『人間の二つの命：人格的生命と生物学的生命』PHP PUBLISHING.

久保春海(1977)「ヒト卵胞卵の体外受精」『日不妊誌』22：182-190．

小泉義之(2005)「第1部　徳島大学倫理委員会設立経緯の調査・インタビュー」『生命科学・生命技術の進展に対応した理論と倫理と科学技術社会論の開発研究』(平成16年度研究成果報告書, 文部省科学研究費補助金(基盤研究B1)(課題番号：15320008), 研究代表者：小泉義之, 2005年3月)．

厚生科学研究(主任研究者　矢内原巧)(1999)『非配偶者間の生殖補助医療に関する一般国民の意識調査』平成11年5月．

厚生労働科学特別研究(主任研究者　山縣然太朗)(2003)『生殖補助医療についての意識調査2003　集計結果』平成15年4月．

児玉正幸(2006)『日本の着床前診断：その問題点の整理と医学哲学的所見』, 永井書店．

斉藤隆雄(1985)『試験管ベビーを考える』, 岩波書店．

島薗進(2006)『いのちの始まりの生命倫理：受精卵・クローン胚の作成・利用は認められるか』, 春秋社．

鈴木雅洲, 星和彦, 星合昊他(1983)「体外受精・胚移植により受精・着床に成功した卵管性不妊の1例」『日本不妊学会雑誌』28：439-443．

総合科学技術会議(2004)「ヒト胚の取り扱いに関する基本的考え方」(平成16(2004)年7月23日)．

第98回国会・参議院決算委員会会議録第8号(昭和58(1983)年4月25日)

第101回国会・衆議院決算委員会会議録第3号(昭和59(1984)年3月26日)

団まりな(2008)『細胞の意思：＜自発性の源＞を見つめる』(NHKブックス1116), 日本放送出版協会．

日本受精着床学会・倫理委員会(2003)「非配偶者間生殖補助医療の在り方に関する見解

引用文献

(平成 15 年 6 月 25 日)」, http://www.jsfi.jp/ethicscommit/
日本生殖再生医学会・理事会内倫理委員会 (2009)「ヒト体外造成配偶子の開発研究の在り方に関する見解 (平成 21 年 1 月 24 日)」.
橳島次郎, 市野川容孝, 武藤香織, 米本昌平 (1994)「先進諸国における生殖技術への対応:ヨーロッパとアメリカ, 日本の比較研究」『Studies, 生命・人間・社会』No2, 三菱化学生命科学研究所 (1994. 10)
文部科学省・厚生労働省 (2002)「遺伝子治療臨床研究に関する指針」.
毛利秀雄 (2004)『精子の話』(岩波新書 892), 岩波書店.
森崇英, 松下光彦, 山野修司, 中山善彦, 東敬次郎, 森佳彦 (1984)「徳島大学プログラム」『受精・着床 '83』 学会誌刊行センター.
森崇英 (2003a)「日本受精着床学会 20 年の歩み」(学会 20 周年記念記事)『日受着誌』20:1-24.
森崇英 (2003b)『生殖の生命倫理学』, 永井書店.
森崇英 (2007)「体外受精と徳島大学:本邦初の倫理委員会の発祥」『青藍会会報』69:23-26.
森崇英 (2005)「日本不妊学会過去 20 年の歩み:昭和 61 年 (第 31 回) から平成 17 年 (第 50 回) まで」『日不妊誌』50:143-187.
森崇英 (2009)「本邦初の医学倫理委員会:徳島大学・体外受精・プログラムの果たした役割と意義」『徳島大学創立 60 周年記念事業「徳島大学における倫理委員会設置および体外受精開始 25 周年記念講演会」記録集』.
森崇英 (2010)「生殖生命倫理の人間的原理」『卵子学』(森崇英総編集), 京都大学学術出版会, 2010 出版予定.
山野修司 (1984)「ヒト体外受精卵子宮内移植法の基礎的臨床的検討」『四国医誌』40:224-239.
楊文勲 (1963)「ヒト卵胞卵の諸性状と体外受精」『日不妊誌』8:121-130.
吉田重雄, 西川義正 (1992)「精子研究の歴史」『精子学』(毛利秀雄監修, 森沢正昭・星元紀編), 東京大学出版会, pp. 1-23.
米本昌平 (2010)「欧米における生殖生命倫理の動向」『卵子学』(森崇英総編集), 京都大学学術出版会, 印刷中.

【欧文文献】

American Fertility Society (1984) Ethical statement on in vitro fertilization. *Fertil Steril*, 41: 12.
Bavister BD (2002) Early history of in vitro fertilization. *Reproduction*, 124: 181-196.
Benagiano G, Gianaroli L (2004) Editorial; The new Italian IVF legislation. *Reprod BioMed Online*, 9: 117-125.
Benagiano G, Gianaroli L (2010) The Italian Constitutional Court modigies Italian

legislation on assisted reproduction technology. *Reprod BioMed Online*, 20: 398-402.

Edwards RG, Bavister D, Steptoe PC (1969) Early stages of in vitro of human oocytes matured in vitro. *Nature*, 221:632-633.

Edwards RG, Steptoe PC, Purdy JM (1970) Fertilization and cleavage in vitro of preovulation human oocytes. *Nature*, 227: 1307-1309.

Edwards RG (2001) The bumpy road to human in vitro fertilization. *Nature Medicine*, 7: 1091-1094.

McLaren A (1986) Embryo research. *Nature*, 320: 570.

McLaren A, Biggers JD (1958) Successful development and birth of mice cultivated in vitro as early embryos. *Nature* 182, 877-878

Medical Research Council (1982) Research related to human fertilization and embryology. *British Medical Journal*, 285: 1480.

Menkin MF, Rock J (1948) In vitro fertilization and cleavage of human ovarian eggs. *American J Obstet Gynecol*, 55: 440-452.

Nishimoto T, Yamada I, Niwa K, Mori T, Nishimura T, Iritani A (1982) Sperm penetration in vitro of human oocytes matured in a chemically defined medium. *J Reprod Fertil*, 64: 115-119.

Schenk SL (1880) *Das Saugetierei kuenstlich befurchtet ausserhalb des Muttertieres.* Mittheilungen aus dem Embryologischen Institute der Universitaet, Wien.

Shettles LB (1953) Observations on human follicular and tubal ova. *American J Obstet Gynecol*, 66: 235-247.

Steptoe PC, Edwards RG, Purdy JM (1971) Human blastocysts grown in culture, *Nature*, 229: 133.

Steptoe PC, Edwards RG (1978) Birth after reimplantation of a human embryo. *Lancet*, ii: 366.

The Warnock Committee (1984) The Warnock Committee, *British Medical Journal*, 289 : 238-239.

Toyoda Y, Yokoyama M, Hoshi T (1971) Studies on the fertilization of mouse eggs in vitro, I : in vitro fertilization of mouse eggs by fresh epididymal sperm. *Jpn J Anim Reprod*, 16: 147-151.

Wood C et al (1982) Clinical features of eight pregnancies resulting from in vitro fertilization and embryo transfer. *Fertil Steril*, 38: 22.

Yanagimachi R, Chang MC (1963) Fertilization of hamster eggs in virto. *Nature*, 200: 281-2812.

Yanagimachi R (2009) Germ cell research: A personal perspective. *Biol Reprod*, 80: 204-218.

参考図書

青木矩彦（2004）『生命と倫理：歴史性と文化性』，丸善プラネット．
浅島誠監修・東京大学生命科学教科書編集委員会編（2009）『生命科学』（改訂第 3 版），羊土社．
荒谷大輔（2008）『西田幾太朗—歴史の論理学』講談社．
石原理（1998）『生殖革命』（ちくま新書 170），筑摩書房．
井村裕夫（1995）『医のフィリア：内科学におけるサイエンス・アート・ヒューマニティ』，中山書店．
上田閑照編（1988）『西田幾多郎哲学論集 II　論理と生命他四編』（岩波文庫　青 33-124-5），岩波書店．
岡本道雄（1986）『大学の内と外』，里文出版．
桐山靖雄（2007）『仏陀の真実の教えを説く：阿含経講義（上）』，平河出版．
金城清子（1996）『生殖革命と人権：産むことに自由はあるのか』（中公新書 1288），中央公論社．
三枝充悳（2009）『仏教入門』岩波新書．
佐々木裕之（2005）『エピジェネティクス入門：三毛猫の模様はどう決まるのか』（岩波科学ライブラリー 101），岩波書店．
塩野寛，清水恵子（2007）『生命倫理への招待』（改訂 3 版），南山堂．
高久史磨編（1999）『医の現在』岩波新書．
ドリーシュ，ハンス（米本昌平訳・解説）（2007）『生気論の歴史と理論』，書籍工房早山．
中谷瑾子（1999）『21 世紀につなぐ生命と法と倫理：生命の始期をめぐる諸問題』，有斐閣．
西田幾多郎（2007）『善の研究』（岩波文庫　青 124-1），岩波書店．
野内良三（2008）『偶然を生きる思想：「日本の情」と「西洋の理」』（NHK ブックス 1118），日本放送出版協会．
檜垣立哉（2005）『西田幾多郎の生命哲学：ベルグゾン，ドゥルーズと響き合う思考』（講談社現代新書 1772），講談社．
日野原重明，仁木久恵訳『平静の心—オスラー博士講演集』医学書院（1984）．
ボイス，メアリー（山本由美子訳）（2010）『ゾロアスター教：3500 年の歴史』，講談社．
保坂正康（2002）『大学医学部の危機』（講談社文庫），講談社．
見尾保幸（2006）『命のからくり—心とからだの声を聞こう』今井出版．
毛利秀雄（2010）『生物学の夢を追い求めて』，ミネルヴァ書房．
山口裕之（2005）『人間科学の哲学：自由と創造性はどこへいくのか』，勁草書房．
山田康之（2009）『ある科学者の闘病の軌跡』，誠文堂新光社．

参考図書

吉村泰典（2002）『生殖医療のあり方を問う』，診断と治療社．
ヨーロッパ生殖医学会編（鈴森薫訳）（2009）『生殖医療をめぐるバイオエシックス：生殖補助医療と遺伝学の接点』，メジカルビュー社．

あとがき

　本書の副題「体外受精の源流から iPS 時代へ」は，本書執筆にあたって，二つの命題があったことから来ています．一つは言うまでもなく徳島大学倫理委員会設立の経緯の詳細な記録を残すことで，「はじめに」で述べた過去２回に亘る講演内容の要約は，記録に残してあります（森 2007；森 2009）が，全体像を詳しく収録した記録は本書が初めてです．本文でも記したように，徳島大学で倫理委員会の設立に参画したことは，私にサイエンスと倫理が生殖を巡ってどうあるべきか，どうあれば人間的原理に叶うのかという重い生涯の命題を与えてくれた，と心底感謝しています．

　元来，医の心は，病める人を救うという崇高な理念にわが身を捧げることですが，戦争体験を通して人類が弱肉強食の瀬戸際に追い込まれると，医の心が失われて仕舞うことも見せ付けられました．こうした苦い歴史の教訓を背景に，医学倫理委員会は，もともと貧困者，社会的弱者を対象とした人体実験的治療に対する反省に端を発し，医療における人権擁護思想をその根底として作られてきたわけです．ところが，生殖医療の倫理は，その医学的特性のため，他の治療医学における倫理とは本来異質であること，一般治療医学と同質であれば成立し得ないことに気がつきました（森 2010）．

　もうひとつの命題は，生殖医学の将来像をどうデザインすべきか，ということです．現行の体外受精学は，生殖科学技術として行き着くところまで行き着いており，治療対象とはなり得ないいわば生殖難病といった類の病態に悩み苦しんでいる人々も少なくありません．治療の道を拓くには，iPS/ES 細胞から生殖細胞を分化誘導する革新的な生命科学技術の開発が必要で，臨床的には現存しない「発生医学」とも呼ぶべき治療医学を樹立することであると私は考えています．そこで本書では，もうひとつの命題について一章を設け（第 9 章），「生殖生命倫理の未来像」と銘打って，発生医学を想定した

あとがき

　生命科学と生命倫理の相剋を如何にして克服すべきかについて，現時点における総括を語ってみました．
　iPS や ES などの生殖幹細胞から生殖細胞への分化誘導技術の開発は，再生医学研究の中でも最も困難が予想される生命科学技術ですが，資料 11 にもあるように，科学技術先進国は高い関心を寄せています．しかしそこには生命倫理の問題が大きく立ちはだかっています．ヒト生命の発生に係わるサイエンスと倫理は決して交わることのない絶対矛盾なのか？　折々に考え続けた挙句，どうもそうではなく両者は共軛し得ると確信するようになりました．生殖の生命科学と生命倫理はともに人間を支える共通の価値を通して相互に交わることが出来るのではないか，との考えに至ったからです．哲学者西田幾多郎の思想になぞらえるなら，生殖と発生における科学と倫理は，絶対矛盾の関係にありながら，人間的原理によって弁証法的発展を遂げるなら，より高次の自己同一的止揚が可能になるのではないでしょうか．その人間的原理を何に求めるか，現場では個々人の生き方や考え方によって決まってくるかもしれません．しかし，究極的には，自然主義人間学に普遍性を持った哲理を求めることが可能なような気がします．私自身の今後の継続課題としたいと思います．

謝辞：
　山中伸弥京都大学 iPS 細胞研究所長，鳥居隆三滋賀医科大学動物科学研究センター教授・センター長，ミオ・ファティリティ・クリニック院長見尾保幸博士，永井クリニック・体外受精ラボディレクター大月純子博士には貴重な写真の提供を頂きました，謹んで深謝致します．NPO 法人生殖再生医学アカデミアの後藤葉子秘書には資料の収集と整理に並々ならぬご協力を頂いたことに感謝致します．また，JISART 事務局の藤木美里，廣川理恵両職員，日本産婦人科学会事務局の増野招代職員に資料の提供を煩わしました．付言してお礼申し上げます．そして，何よりも，本書の刊行にあたりご尽力と有益なアドバイスを賜った京大学術出版会の鈴木哲也専務理事，並びに原稿の整理にご尽力頂いた高垣重和編集部員に深謝致します．

索 引

ART (assisted reproductive technology) → 生殖補助医療
British Medical Council   30
ES 細胞   92, 157 → ヒト胚性幹細胞
ES (胚性幹細胞) 指針   110
HFEA*1 (Human Fertilization and Embryology Act)   19 → ヒト受精と胚研究に関する法律
HFEA*2 (Human Fertilization and Embryology Authority)   19, 31, 37, 108, 110 → ヒト受精と胚を対象とした治療と研究に関する管理局
humanness   122
iPS (induced pluripotent stem) 細胞 → 人工多能性幹細胞
IRB (Internal Review Board)   34, 57, 103 → 施設内倫理委員会
JISART (Japanese Institution for Standardizing Assisted Reproductive Technology, 日本生殖補助医療標準化機関)   108
PGD (preimplantation genetic diagnosis) → 着床前診断
Pre-embryo → 前胚
primitive streak → 原始線条
quality-of-life view (QOL) → 生命の相対観
sanctity-of-life view (SOL) → 生命の絶対観
SCNT-ES (somatic cell nuclear transfer-ES)   110, 157 → 核移植胚由来 ES

饗庭忠男   53

アメリカの生命倫理学   117 → 生命倫理学
アメリカ型倫理委員会   111 → 倫理委員会
アメリカ生殖医学会   38, 138
アリストテレス   8
アンケート → 生殖補助医療の意識調査
　アンケート調査報道   136
　アンケート調査用紙   135
安全確保の原則   67 → 委員会判定の諸原則
安藤畫一   62
飯塚理八   13, 20
委員会判定の諸原則   67
委員会判定の「付帯条件」   64
入谷明   20, 57
医療行為との認定   66 → 委員会判定の諸原則
英国医学研究評議会   38, 136
英国国教会   18, 118
エドワーズ, R. G.   13, 26
オースチン, C. R.   10
大野虎之進   13
尾島信夫   62

核移植胚由来 ES   110 → SCNT-ES
梶井正   58
学会／研究会レベルでの実施基準方式   33
学会レベルの倫理委員会   106 → 倫理委員会

索 引

カトリックの生命倫理学　117 →生命倫理学
カトリック教会　18
患者の手記　143, 145
規制の在り方　170
木村利人　56
国レベルの審査機構　36
国レベルの倫理委員会　109 →倫理委員会
クローン技術規制法　110
桑原武夫　120
原始線条 primitive streak　19
賢人サミット→生命科学と人間の会議
ケンブリッジ学派　13-14
公開の原則　69 →委員会判定の諸原則
厚生労働省　104
国会での議論　69
ゴナドトロピン刺激周期　15

斎藤隆雄　44
シェトルズ，L. B.　13
シェンク，S. L.　11
施設単位の審査委員会方式　34
施設内倫理委員会　79, 96, 112 → IRB
実名報道事件　93
私的諮問方式　32
柴田鉄冶　55
自発的意思決定の原則　68 →委員会判定の諸原則
社会的コンセンサス　113
出産第1例の公表　79-80
ジュネーブ宣言　39
人格　124-125
　　人格主義人間学　118
　　人格の尊厳　125
人権主義人間学　118
人工授精　20

人工多能性幹（iPS）細胞　158
心臓移植　28
人命の始期　121
　　生命科学的始期　121
　　生命倫理的始期　121
人命の萌芽　110
診療科レベルでの実施基準方式　33
鈴木雅洲　13, 20
ステプトー，P.　14
精子受精能獲得　10
精子説　8 →卵子説
生殖（再生）医学
　　生殖医学の医学特性　116
　　生殖医学の倫理特性　116
　　生殖医学の生命観　116 →相対的生命観，絶対的生命観
　　生殖再生医学の生命倫理　159
生殖の尊厳　122, 125
　　生殖の尊厳における人間的原理　126-127
　　生殖の尊厳の複合概念　123
生殖補助医療（assisted reproductive technology, ART）　7
　　生殖補助医療体系の発展ベクトル　7
　　生殖補助医療の意識調査　104, 135-136
生命科学的始期→人命の始期
生命科学と人間の会議　120
生命の絶対観 sanctity-of-life view　98, 116
生命の相対観 quality-of-life view　98, 117
生命の段階的発生論　126
生命倫理学 Bioethics　117
　　アメリカの生命倫理学　117
　　カトリックの生命倫理学　117
　　東洋の生命倫理学　117
生命倫理思想の系譜　118

索引

生命倫理的始期→人命の始期
生命倫理保持の原則　67 →委員会判定
　　の諸原則
世界医師連合　39
絶対的生命観（SOL）→生命の絶対観
先体反応　10
先天的子宮欠損　116
前胚 Pre-embryo　19, 38
専門委員の意見　53
総合科学技術会議・生命倫理専門調査会
　　110
相対的生命観（QOL）→生命の相対観

体外受精
　　「体外受精・胚移植」に関する見解（日本産科婦人科学会）　73
　　体外受精・胚移植に関する憲章　21
　　体外受精プログラム　28
　　体外受精プログラムの分担課題　29
　　日本における体外受精　19
大黒成夫　56
胎児の相続能力　89
代理懐胎　116
武邑尚邦　53
多倍体　55
団ジーン　10
着床前診断（preimplantation genetic
　　diagnosis, PGD）　107-108, 119
チャン，M.C.　10
東北大学産婦人科教室　21
東洋の生命倫理学　117 →生命倫理学
徳島大学医学部倫理委員会規則　46
徳島大学方式　35
徳島大学倫理委員会　44
　　徳島大学倫理委員会の役割と意義
　　96
特定胚指針　110

豊田裕　54

西野瑞穂　60
日本型倫理委員会　111 →倫理委員会
日本産婦人科学会　38
　　日本産科婦人科学会・会告一覧
　　107
　　日本産科婦人科学会「体外受精・胚移
　　植」に関する見解　73
日本受精着床学会　20, 33, 104
日本生殖再生医学会　146
日本生殖補助医療標準化機関→JISART
人間的原理（生殖生命倫理の）　124
妊娠成功第1例の公表　76

ハーヴェイ，W.　8
ハートウイック，O.　9
バーネット，F.M.　17
バイオエシックス→生命倫理学
配偶子造成の生命科学的原理　156
配偶子造成を巡る国際情勢　152
胚スクリーニング　108
胚の法的地位　88
パブリック・コメント　36, 104, 110
パブリック・モデル方式　107
林基之　20
樋口恵子　59
人クローン胚　114
ヒト受精と胚を対象とした治療と研究に
　　関する管理局（ヒト受精と胚発生研究
　　局）→ HFEA[*2]　19, 31
ヒト受精と胚研究に関する法律→ HFEA[*1]
　　19
ヒト生殖の尊厳 dignity of human
　　reproduction　122 →生殖の尊厳
ヒト体外受精の研究　11

索 引

ヒト体外造成配偶子　146
ヒト体外配偶子造成法　170
ヒト胚性幹細胞（ES 細胞）　92 → ES 細胞
ヒポクラテスの誓い　97, 134
平井信義　61
ヒンクストン・グループ　178
フォン・ベアー，K. E.　8
藤井チヅ子　61
藤田眞一　89
プライバシー擁護の原則　68 → 委員会判定の諸原則
プライベート・モデル方式　107
ヘルシンキ宣言　39, 97, 139
報道関係者宛の患者手記　145 → 患者の手記

マーカート，C.　10
増井禎夫　10
マックラーレン，A.　19, 38
宮尾益英　44, 63, 65
無断受精実験事件　87, 91
メダワー，P.B.　17

メンキン，M.F.　11
毛利秀雄　10
森崇英　13, 20, 43
文部省　42

柳町隆造　11
ヨーロッパ型倫理委員会　111 → 倫理委員会
卵子説　8 → 精子説
倫理委員会
　学会レベルの倫理委員会　106
　倫理委員会規則　43-44
　倫理委員会の審査経過　51
　倫理委員会の日本型役割分担　111
　倫理委員会判定　63
倫理委員長談話　65
レーベンフック　8
ローマ法王庁　130

ワーノック，M.　19, 36
ワーノック報告　19, 30, 36, 130
「わたしの言い分」（新聞記事）　89

【著者紹介】

森　崇英（もり　たかひで）

京都大学名誉教授
NPO法人・生殖再生医学アカデミア・理事長
医療法人愛寿会・同仁病院・理事長/病院長

　1933年, 徳島県に生まれる. 1960年, 京都大学医学部卒業. 米国留学・生殖内分泌学と生殖免疫学の研究に従事し, 1981年に徳島大学医学部産科婦人科学教授に就任, 翌1982年, 我が国最初の医学倫理委員会の設立に参画, 1983年から京都大学医学部婦人科学産科学教授. 1993年には, 第8回世界体外受精会議会長を務める.

　1997年より, 醍醐渡辺クリニック・不妊センター長, 日本生殖再生医学会・理事長, 国際体外受精学会 (ISIVF)・初代会長などを歴任, 現在に至る.

　この間の研究に対し, 1970年に近畿産科婦人科学会・学術奨励賞, 日本医師会・医学研究助成賞を, 1997年には国際不妊学会創立30周年記念功労賞を, 2005年にはアメリカ生殖免疫学会 Blackwell/Munksgaard 賞を受賞.

生殖・発生の医学と倫理——体外受精の源流から iPS 時代へ
© Takahide Mori 2010

2010年9月25日　初版第一刷発行

著　者　　森　　崇　英
発行人　　檜山爲次郎
発行所　　**京都大学学術出版会**
京都市左京区吉田近衛町69番地
京都大学吉田南構内 (〒606-8315)
電話 (075) 761-6182
FAX (075) 761-6190
Home page http://www.kyoto-up.or.jp
振替 01000-8-64677

ISBN 978-4-87698-972-0
Printed in Japan

印刷・製本　㈱クイックス
定価はカバーに表示してあります